こころのプレリュード

家族療法チェックリスト・マニュアル

中上晶子

Therapy like Prelude

Family therapist is
a conductor for the family
to make harmony of the heart

駿河台出版社

宇宙飛行士からのメッセージ

宇宙飛行士になるまで、夢を見続け、あきらめないこと、そして、壁にぶち当たっても、挑戦し続けることを恐れないこと。私の場合、小さい頃からSFの映画やアニメが好きでしたが、4歳の時にアメリカのスミソニアン博物館やNASAケネディー宇宙センターを訪れたのが、宇宙に行きたいと思ったきっかけです。その頃は父の仕事の関係でアメリカに住んでいましたが、日本に帰国してからも、「宇宙に行く」というキーワードは頭の片隅にあったのでしょう。高校時代に最初の日本人飛行士が選ばれ、その頃から「宇宙飛行士」を職業として意識し始めました。シンガポールにある United World College of South East Asia に2年間留学したのも、英語力と国際感覚を磨いておいて損はない、と思ったからです。慶應義塾大学理工学部に進み、大学4年の夏に日本人宇宙飛行士候補者第二期生の募集があり、受験しようとしましたが資格がありませんでした。それ以来、実に3回目の挑戦でようやく宇宙飛行士候補者となり、39歳にして初めて宇宙に行きました。実に、35年かかったわけですね。

中学受験も、留学も、大学受験も、そして宇宙飛行士の試験でも、実はそれぞれ落ちたり、第一志望に通らなかったりしています。小学校の時には一時期登校拒否になったことも。でも、それらは全ていい経験になったのだと、今は思います。進路が思うように行かなくても、その中で少しずつ夢に向かって進もうとしていたのだと思いますが、あきらめずに挑戦し続けてよかったなと、思います。

若者に身につけて欲しいこと、何かを究めること、幅広く興味を持つこと、そして何より他の人とのコミュニケーションでしょうか。好きなことで構いませんが、何かを究めるということは、自分なりのアプローチを確立することにつながります。アプローチが確立されれば、他のことであってもそのアプローチを応用することができるのではないでしょうか。また現代は非常に複雑な社会になってきていますが、物事を狭い視点で見るのではなく、幅広く興味を持つことは、大切ですね。そして、他の人とのコミュニケーション。宇宙飛行士は一人では何もできません。物を作るエンジニア、訓練をしてくれるインストラクター、地上から指示を出す管制官………多くの人から成るチームの一員として、自分の担当する仕事で宇宙開発に貢献しているに過ぎません。宇宙開発は最先端の技術と思われがちですが、結局は人が支えています。宇宙開発に限らず、社会において一人で生きることはできません。その意味で、コミュニケーションを図れることは、もっとも大切なことの一つなのではないでしょうか。

(これから宇宙飛行士を目指す若者たちへ) 我々の世代の飛行士は国際宇宙ステーション計画に携わり、頑張っています。この先、月、そして火星に行く時が来るでしょう。月まではなんとか我々の世代で到達するとしても、火星へは皆さんの世代にバトンタッチしなくてはなりません。皆さんには大いなる可能性が待っています。壁にぶち当たることもあるでしょうが、それをぜひ、乗り越えてください。

JAXA宇宙飛行士
星出彰彦

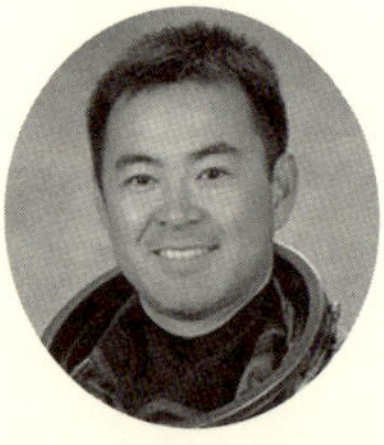

本書の使い方～まえがきに代えて

各章にチェックリストを用意しています。わが子の様子がちょっとおかしいなと思われたら、お父さんでもお母さんでも、簡単にチェックしていただけます。学校の先生も子供の状況を把握するためにご利用いただけます。
勿論、カウンセラーや心理療法家など専門家にも利用していただけます。「いじめ」「不登校」「引きこもり」「摂食障害」「デートＤＶ」「自殺」などの危険性を早期に発見して、予防をすること。誰でも簡単にチェックができ、事実を確認し、具体的な対策方法及び相談窓口の場所や連絡先も掲載しています。
ほおっておくと、問題はどんどん悪くなる一方です。取り返しのつかない状況にならないように、「ちょっとおかしいな？」と感じられたら、実際にチェックしてみてください。勿論、子供自身が自分の状況を知りたいときにも、利用してください。大切なことは、一人で悩んでいないこと。自分の悩みを素直に誰かに話して、アドバイスを受けることは、とても大切なことなのです。
専門家に相談する時に、愚痴、こぼしや悩み相談だけにならないように、記載が簡単で使いやすいアクションプラン表等を掲載しています。適確でスピーディーな判断とアドバイスが、回復を早めます。
又、各章に事例も掲載しています。これらは、私が実際に行った家族療法のケースからわかりやすいものを選んで、個人情報保護の観点（仮名にしています）からも問題のないように少し修正をして書いています。ケースを読んでいただいたら少しご理解いただけると思いますが、家族療法（Family Therapy）は、問題を抱えた子供だけに焦点を当てるのではなく、その子供を取り巻く家族を対象に治療する心理療法です。セラピストは精神科医やソーシャルワーカーや別のセラピスト等とチームを組んで対応します。
1回の面談（1セッション）は、およそ1時間くらいです。面談には、本人だけではなく、家族全員に来てもらうように説得します。そして、セラピストの介入により家族間で問題とされる事柄を話し合えるようにします。家族自身の力で問題を抱えている家族の状態を解決していけるように、援助するための心理療法なのです。子供が問題を抱えている場合、そんな境遇にならざるを得なかった原因が家族の中にある場合が多いのです。何か問題を表している子供を「identified patient（IP）」と呼びます。ＩＰの子供は「その役割を担う人」として家族に認識させることで、問題の焦点を個人から家族全体へと転換していくのです。
セラピストのリーダーシップにより、家族の各々が伝えられなかった思いを話せるように導いていくのです。家族成員各々は、問題がＩＰ本人だけではなく、もっと他にも原因があったのではないかと気付くようになります。ＩＰ本人は、家族システムが上手く機能していなかった為に問題を抱えてしまった問題児ではなく、むしろ被害者だったのかもしれないと認識してくるのです。
セラピストは、家族システムに変化を起こし、新しい家族間システムが作れるように交通整理をしていきます。面談には、親子世代だけではなく、祖父母世代にも参加してもらい、問題に関する情報を得ることもあります。
私が家族療法を学ぼうと思ったきっかけは、教師時代に生徒の悩みを聞いたことからです。
まだまだ経験も浅い生徒が家族のことで悩んで、落ち着いて学業やスポーツに打ち込めない様子を見て、「人のことを心配する暇があったら、自分のことをしなさい」と言っていました。
しかし、それが本人には大変難しいことなのだと気がつきました。どうすれば、若者に目標を持って人生をいきいきと楽しんで過ごせるように考え方を変えてもらえるのか。
その頃、アメリカの家族療法の記事を読み、国立精神神経センターで家族療法を見学させていただきました。渡米後、大学院で学ぶ以外にも、著名な家族療法家で精神科医だったカール・ウイッタカー先生のワークショップに参加し、先生から指導を受けました。サンフランシスコでのアメリカ家族療法学会（ＡＡＭＦＴ）の講義などにも出席し、家族療法家のＮＷを徐々に作っていきました。大学院のすぐ傍にあるＮＡＳＡでインターンシップをし、卒業後はＭＨＮ（マネージド・ヘルス・ネットワーク）等の専属セラピストとしてアメリカで仕事をしました。
面談時にアロマを利用すると、アロマの働きでリラックスでき話しやすくなる効果があります。又、脳の働きを活性化し治療のスピードアップも図れます。アロマを取り入れた新しい家族療法も広めていければと考えています。家族みんなで囲む食卓の温もりは、青少年の心を癒したり励ましたりするものです。人生の早期に、少しつまずいて前に進めない青少年が、一人でも多く回復し一度の人生を充実して過ごしていけるようになればと願って、この本を出版いたします。
任務でご多忙の中、素晴らしいメッセージを贈ってくださった星出宇宙飛行士とIMF委員長のMarc Beliveau氏に感謝いたします。

2008年9月
中上晶子

Contents

Illustration　佐久間真人
Book Design　石山智博

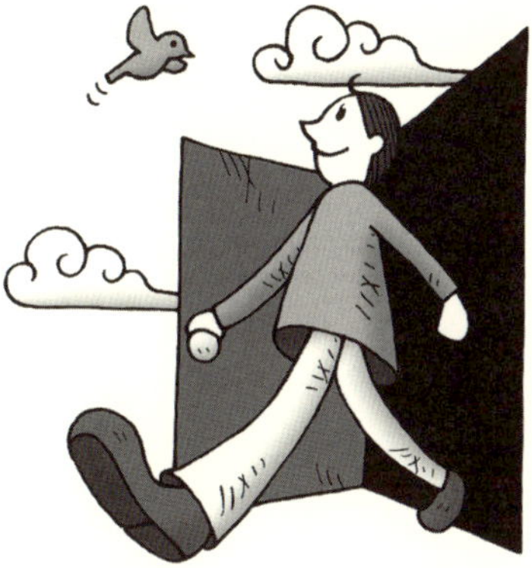

Chapter 1

引きこもり 160万人時代への対策

～早期発見、早期解決

1 ―引きこもりのきっかけは不登校

引きこもりの最初のきっかけは、不登校が68.8%と最も多いのです。

不登校は引きこもり予備軍です。たまたま運良く、成人して才能を開花させ社会で認められ立派に生きていく人もいるでしょうが、大半は長い間悩み家族の崩壊や成人しても引きこもりのままになる危険性があります。

どんな問題でも言えることですが、早期発見および早期解決が大切です。世間体など気にせずに、子供が学校に復帰できるように全力を尽くすのが親の役目であり、親にしか出来ません。

子供は人から認められて自信を持ち、やる気を持って目標に到達し成人してから社会の役に立つ人間として成長していきます。

引きこもりの子供は自分の気持ちの表現がうまく出来ずに、他人から評価されていない場合が多いようです。又、親の育て方や環境から、日本的な甘えの意識があります。子供の人生に対する考え方は親の教育や社会のあり方で構築されてきます。

社会を変えるのはたやすいことではありませんが、親が教育方法や躾や子供との関わり方、コミュニケーション方法を変えることは出来ます。

子供をいつまでも甘やかしていると、結局、自立できずに大人になっても親に依存した人間になってしまいます。

2008年厚生労働省の発表では、日本は平均年齢女性85歳、男性約80歳の長寿社会です。最悪の場合、親の死後に、60歳台から死ぬまで年金ももらえず引きこもりとなった我が子が悲惨な生活を20年以上もしていくことを想像すれば、ほおってはおけないはずです。

2―擬似引きこもりを含めると300万人の引きこもりを救済

アメリカ家族療法学会に所属しているので、各国の家族問題の情報をよく入手することができるのですが、諸外国でも仕事がなく家に引きこもっている若者は多く存在します。しかし、就職先さえ見つかれば社会復帰していきます。

日本のように働く気もなく仕事を探す努力もしないで、親の収入をあてにして引きこもっている成人はほとんど見かけません。日本の親が経済的に豊かだからだと言う人もいますが、大半は年金から子供に生活費をあげているというのが現状です。

厚生労働省は引きこもりを「とくに精神的な障害がきっかけではなく，自宅や自室に半年以上の長期間ひきこもって社会参加できないでいる中学卒業段階以降の青年の状態」と定義し、2006年は160万人で、たまに外出する擬似引きこもりを含めると社会的引きこもりは300万人に達しているとしています。

何か特別な心の病になっている人もいるので、その場合には、病気の治療という問題になり、社会的引きこもり問題とは別と考えられます。

成人した子供に生活費をあげるのは、甘やかしです。子供のときに出来るだけ早く親子の関係を変え、子供が自立できるように頑張る必要があります。自分の境遇を社会や学校や親や周りの大人のせいにして、努力もしないで怠けている子供。引きこもっている子供は自分の境遇を自ら変化させようとは考えません。又、出来ないのです。

引きこもりが習慣化され、にっちもさっちも行かなくなっているのです。慣性の法則のように、習慣になったものには外圧をかけない限り変化を起こせません。

子供には誰かが何とかしてくれるのではという甘えがあります。そんな子供にしたのは、親の子供への関わり方にも問題があったのですから、親は真剣に取り組む責任があります。

3 ―ケース（1）

個人情報保護によりケースの登場人物はすべて仮名にしています

幸子ちゃん（13歳）は小学校2年生頃から登校渋りが始まり、4年生から不登校になってしまいました。

大学教授の父（40歳）と専業主婦の母（38歳）は、今の学校の教育は悪く子供の才能を伸ばせないといつも話題にしているほどで、本人が不登校になっても「行きたくなければ家で勉強すればいい」と対応し、中学生になれば自然に学校へ行くものと考えていました。しかし、中学１年生になっても不登校のままで、両親もあせり、教育センターの勧めで家族療法を受けることになりました。

第一回目のセッションでは、母親と本人が参加しました。母親は不登校を学校教育のせいにしていましたが、クラスでいじめにあっていたことがわかりました。

第2回目のセッションには父親と３人で参加。父親は「子供の教育は妻の責任であり、任せていた」ことを反省し、娘の現状を思いやるようになりました。母親にアクションプランをつけてくるよう指導しました。

３回目のセッション時には、家族の中に会話が生まれてきたことを母親が報告しました。父親も家庭に関心を持つようになり、本人にも笑顔が見られるようになりました。第４回目のセッションまでに、中学校の担任に会い、登校できるように担任にサポートしてほしいと相談するように指導しました。

第4回目セッションには、母親は近所でパートの仕事を見つけコミュニティーで仲のいい友達ができたことを報告しました。一人娘だからと甘やかしていた子育てを見直したいと、子育てにも前向きで母親の自信が見えました。本人はなんとか登校出来るほどに回復しました。

4―母親の自立は子供の自立を促進します

大学卒業後、私は大手企業に入社しました。内定式のときに、「出産してもずっと働ける会社ですか？」と質問しました。そんな変わった女子学生に人事の方々も大変困惑した様子でした。当時は、ワークライフバランスやダイバシティーなどは社会のシステムになく、育児休暇も建前だけという社会でした。

退職し、育児と仕事を両立させるには教職が一番よいと考え、長女２歳、長男を出産前に出産後の職を獲得しました。

仕事は自分を高める為に必要なものだと思えるのは、やはり家庭環境から体得したものかもしれません。

家族が子供に与える影響は大きく、自らの経験から言っても、母親の自立は子供に大変大きな影響を与えると思います。専業主婦が悪いのではないのです。目標を持って日々努力をして成長できるものがない母親は、どうしても子供に過干渉になる危険があるということです。

大学時代の友人で、その人は教育ママに徹して２人の子供を東大に合格させました。「勉強しなさい」と口だけで言うのではなく、自ら受験勉強の内容を勉強し直し、帰宅した子供に教えていたのです。

「勉強しなさい」と口だけで言うのは、ただの干渉なのです。親が本気で子供がいい学校に入るのが子供の人生を豊かにするのだと信じれば、一緒に受験勉強しその内容と傾向を把握して子供に教えるくらいの姿勢（実際にはできなくても）が必要です。子供の心を奮い起こすのは、親の熱意なのです。

5―経済的に困窮する引きこもりの家族とケース(2)

引きこもりの平均年齢は30歳、男女別では男性30,35歳、女性は28,87歳です。15歳頃から最年長は52歳で、引きこもり期間は平均３年ほどから最長は25年にも及ぶものがあります。
本人と親の経済的な不安が家庭の破綻につながるので、引きこもりの人達を経済的に支援することや、引きこもりの人への社会保障制度を確立してほしいという要望があるそうです。現状への対応は必要ですが、同時に、引きこもりが増えないように予防対策をすることが大切です。具体的には、次の３つのことを心がけましょう。

①親の子供への接し方を公的機関で教育する
②子供は皆の子供という意識で、コミュニティー全体で子育てをするシステムを作る
③協力し合って社会や組織を作っていくことに喜びを感じるような情操教育をする。

2004年大阪市の男性Ａ（36歳）が、66歳の父親と61歳の寝たきりの母親を殺害したという事件が起きました。一家の収入は父親の年金だけでした。Ａは、「自分に甲斐性がなく、家族３人の将来が不安だった」と供述しました。父親は「そろそろ息子にも働いてもらわねば」と近所の人達に話していたそうです。子供時代に優秀だった子供、特に長男への親の期待は大きく、小さい頃から大切に育ててきた我が子に殺された両親の気持ちを考えれば無念です。
その後も、引きこもりの子供による親の殺人は増加しています。親子関係に問題があるのは一目瞭然ですが、家族療法家のような専門家が介入しなければ、親子関係や親と子供の意識改革をするのはむずかしいのです。何故ならば、良かれ悪しかれ、問題ある家族関係が習慣化しているからです。親の子供への接し方を変え、子供が行動を起こせるように介入します。

家族療法は問題解決型の療法ではなく、人間関係のバランスを変化させることで子供の引きこもりを改善します。引きこもっている子供だけが悪いなんてことは絶対にあり得ません。家族のシステムとバランスの悪さが子供の問題を作ってしまっているのです。まず、親が変わることが大切です。

6—引きこもりは家族関係を変化させ子供も成長させるチャンス　ケース(3)

ジョン（14歳）は幼少時代には背も高く、利発でスポーツも万能で皆からヒーローとして認められていましたが、ジュニアハイの頃からあまり目立たない学生になりました。リーダーシップを取りたかったのですが、仲間はついてこず孤立してしまい、楽しかった小学校時代とは異なり学校は楽しいところではなくなってしまいました。学校に行かずに家にいることが多くなり、引きこもりの状態になってしまいました。
母親バーバリーは末っ子のジョンを溺愛していて、学校へ行きたくないのなら、通信教育でいいと考え、無理に学校へ行くことを勧めませんでした。父親ジョージは仕事が忙しく、通信教育でもいいと判断して、妻に教育をまかせっきりにしていました。
ある日、家族が皆外出した後、女の子を家の中へと誘い、性的関係を持っていたところへ母親が帰宅し、発見しました。結局、コミュニティーのカウンセラーに相談して、家族療法を受けることになりました。
第一回目のセッションで、両親とジョンが参加しました。兄と姉のように自立できていないのは、バーバリーの躾のせいだとジョージが考えているのがわかりました。引きこもりの息子の存在がうっとうしく、度々、女性とデートしていることもわかりました。バーバリーは、すでに気がついていたようで、ジョンが悩んでいる母親を心配しているのがわかりました。子供が両親の夫婦関係の悪さに悩んで問題を持つことはよくあります。
4回目のセッションには、兄弟、両親、ジョンの家族全員が参加しました。両親の問題は両親が解決することであり、ジョンは勉強し自らの人生を進むことが大切だとアドバイスしました。2人の兄弟には、ジョンをサポートすることを指導しました。
6回目のセッションでは、ジョンは登校するようになり、兄弟が仲良くなったこと、両親は今後の話し合いをすると報告されました。

7―親の子供への関心度チェックリスト①

□	①	家族に「おはよう」「おやすみ」「ありがとう」と声をかけている
□	②	朝食は家族皆で一緒にするように心がけている
□	③	話題を作って、積極的に子供に話しかけている
□	④	子供が何に興味を持っているのかを知ろうと努力している
□	⑤	子供の笑顔や健康状態に注意している
□	⑥	規則正しく生活し、子供の模範になれるように努力している
□	⑦	子供が早起きしたり、いいことをすれば心をこめて褒める
□	⑧	子供の話に耳を傾け、「それはいいね」と声をかける
□	⑨	子供の喜びは自分の喜びのように感じられる
□	⑩	叱る時には、子供の目を見て感情的にならずに子供が納得するまで話し合う

8―親や専門家はどのように対応すればいいのか

引きこもり状態にある子供を決して肯定的に認めるのではなく、積極的にサポートして子供を学校に復帰させる。腫れ物に触るように接っすることなく、優柔不断な対応を避け、学校とコミュニティーと家族が一丸となって、子供の自立をサポートしていかなければなりません。

周りの大人の接し方は、「諦めない」「過去を悔やまない」「責めない」に徹して、あくまでも子供が人生にチャレンジしていくパワーを復活するようにサポートしましょう。

ただ干渉するのではなく、我が子や教え子に対して愛情ある関心を持ち続け、自らの生活も規則正しくし、子供の模範となることが大切です。親が真剣に取り組まなくては誰が子供を救えるでしょうか？

学校に行かないという習慣が、そのまま引きこもるという習慣に移行しているので、習慣を変化させるには、家族が諦めずに根気よく働きかけ続けることが大切です。

「社会的ひきこもり」は男性が80%ほどで、長男が多いようです。コンピュータのオタクは、その内の10%程度で、テレビゲームをしたり、部屋の中を歩き回ったり、アルコールを飲んだり、中には何週間もの間ずっと何もしないという例が挙げられています。

同様の現象は、他の先進国でも存在しますが、社会的引きこもりは少なく、ジュディス・L・ハーマンの『心的外傷と回復』(Judith Lewis Herman, Trauma and Recovery）に見られるようにPTSDやADHDのような病気による引きこもりです。

病気でなければ、早期に対応し社会復帰へのサポートをする努力をしています。

9―心理的要因がある場合

①不安障害など心理的に障害を抱えている
②学校などでのいじめによる肉体的苦痛からの逃避
③友達が出来ず孤立による焦燥感に苛まれ心を病んだ
④親の過干渉により自信が持てない
⑤自分が目にしたくない現実、不快な人達、場所、集団と関わりたくない
⑥虐待・性的暴力・ストーカーなどの被害の後遺症によるもの
などがあげられます。
引きこもりの子供は、優しい子供が多いのです。自己主張が上手くできないのです。自分の気持ちより、人の気持ちを大切にしてしまいがちなのです。
親の押し付けの影響で、自分本来の目的を見失って、明確な人生設計が出来ずに社会から引きこもっている場合があります。親の過干渉は子供の自立の芽を腐らせる可能性があります。

10―社会復帰へのサポート

引きこもりが精神保健福祉の対象であることが厚生労働省のガイドラインでも明記されているように、精神科医、ソーシャルワーカーやセラピストと必要に応じて学校や職場の関係者などと協力して支援していく必要があります。
原因が複雑に絡み合っていることもある為、カウンセリングにより、その原因を当事者自身の心の中で少しずつ整理できるようにサポートし、引きこもりの原因を解決できる方法を導き出すことが期待されます。
引きこもっている子供だけをカウンセリングしても、症状を繰り返すことがあります。家族関係や親の接し方を変化させない限り、症状は和らいでも根本的解決には至りません。

鬱病、ＰＴＳＤ、ＡＤＨＤ、アスペルガーなどの精神疾患を併発している場合は、精神科医の治療を早急に受け、家族療法を並行して行います。

11—子供の頃の苦労は買ってでもさせたほうがいい

子供の頃の体験は、多ければ多いほどよいのです。困難にぶつかって、自力で解決していくことで、体験から得た知恵と自信を積み重ねていくのです。可哀想だからと手を貸しては折角の体験のチャンスを摘み取ってしまうことになります。転んでも自分で這い上がるようなパワーがない人間にしないように、そっと見守ってあげましょう。
アメリカにはヘリコプターペアレントと言われる過保護な親が子供の就職にまで口をはさむことがありますが、子供が就職できないで自立できないと自分達が困るというのが背景にあるようです。子供を思う親の気持ちはどこの国でも一緒ですが、親の欲望の為に子供を利用しないように行動するのが原則です。つきあいの経験が少なく、人間関係から逃避した空間で自己中心的な観念を肥大化させて現実と積極的に関わろうとしない引きこもりは親が作った産物とも言えます。
日本のモンスターペアレントは子供の学校での立場を悪くしていないでしょうか？教師も人間です。親と子供を同一視しがちになることも考慮して、子供の折角の体験の場と教師からのサポートを奪わないことが大切です。多くの人間と関わり多様な体験活動を子供に経験させ、人間性をより豊かにする教育の工夫を学校がすることは必須ですが、親の学校との関わりも慎重であってほしいものです。

12 — 子供の引きこもりを長引かせる親のチェックリスト②

□	①	自分の目標もなく、子離れできない
□	②	子供の話すことをしっかりと聞かない
□	③	子供の言動をすぐに批判したり、批評する
□	④	世間体が悪いので、子供を表に出さないようにしている
□	⑤	子供が言う通りしないと、イライラする
□	⑥	自分流で子育てしてるのだから、専門家からのアドバイスは煩わしい
□	⑦	時がたてば自然に治ると思っている
□	⑧	ほったらかしにしていると思われるのは嫌なので、時々思いついたように担任に電話相談する
□	⑨	子供が何を考えているのかわからないし、興味もない
□	⑩	自分の邪魔にならなければ、学校に行かなくても構わない

13 — 子供の状態をしっかりと見つめ、よく聴き、生活日誌をつける

不登校やひきこもりで、ある程度の期間を過ぎてしまうと、ほとんど生活スタイルに変化がなくなります。これは、当事者のみならず家族もそうです。部屋にいるのが当たり前という状態です。
毎日の生活に変化をつけていくことが大切です。昨日と今日と何が違っていて、何が同じかに気づくために生活日誌をつけましょう。変化に気づくためには、観察することが必要です。そしてしっかり子どもの声を聴き、日誌に記載します。
家族が先ず気づきから反省し、同じ過ちを繰り返さぬよう学び、

問題解決を決心し、行動を起こすのです。行動を起こせば、次なる気づきを得ることが出来ます。この繰り返しにより、事態は好転してゆきます。
では何を変化させていくべきなのでしょうか？
学んだことから子供に外圧をかけ、引きこもりの習慣を打ち破るのです。専門家に生活日誌を見せて相談することは、適確でスピーディーなアドバイスがし易くなります。

14—生活日誌　行動、話し言葉、表情を具体的に記載する

起床時間	朝、昼、夕食	会話の内容	表情	何時に何を?

上記の生活日誌を少なくとも2週間記載し、専門家に見せてください。

15―ADHD（注意欠陥・他動性障害）やアスペルガーなど発達障害児の場合

発達障害を持つ子供がいじめなどで不登校になり、そのまま引きこもりになった場合には、メンタルの問題だけではなく、精神科医で診察を受け、適切な投薬により治療をしていく必要があります。

まずはスクリーニングを受けて、何が適切なのかを判断して専門家に治療してもらうのがベストです。

ＡＤＨＤの場合には、本人の性格が悪いとか、親の接し方が悪いからだと責める問題ではなく、脳に欠陥がある場合が考えられます。ＡＤＨＤは諸外国において、学校の心理カウンセラーが児童の状況を観察し少しでも異常の兆候があれば、すぐに医師に相談すべきだと教師・親・子供に指導します。

ところが、日本では児童を精神科医や心理学者に診察してもらい、何らかの精神的な問題を抱えていないかをスクリーニングしてもらうのは事実上タブーであり、もっての他であるとの風潮がいまだ根強いようです。伝統的に集団主義を重んじる日本においては、発達障害児への風当たりが厳しいこともあり、いじめの対象にもなり安いようです。

普通ではない言動や妙に落ち着きがない様子が見られる場合には、すぐに専門家に相談してください。

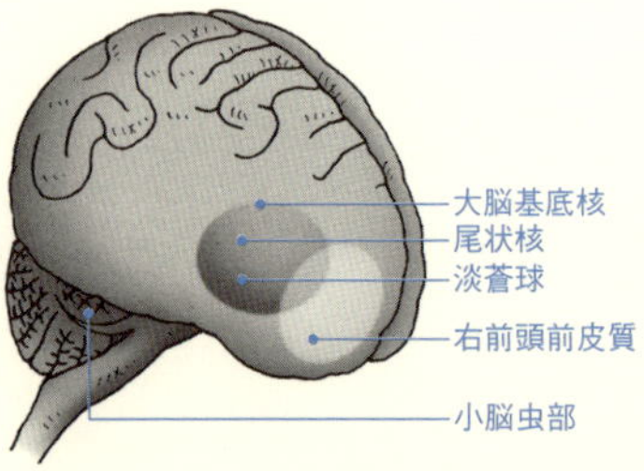

＊右前頭前皮質は、注意をそらさずに我慢することや自意識や時間の意識に関連しています。

＊大脳基底核の尾状核と淡蒼球は反射的な反応を抑え、皮質領域への神経入力を調節します。

＊小脳虫部は体の平衡に作用します。

16 — 発達障害とはどういう症状なのか

機能不全が疑われている脳の部位は、右前頭前皮質、大脳基底核の尾状核と淡蒼球と小脳虫部 です。
ＡＤＨＤの子供達はこれらが異常に縮小しています。多くの研究者が複数の遺伝子異常が原因で、ＡＤＨＤはこれらの部位の萎縮に関係しているのではないかと考えています。健康な前頭前野は行動を注意深く選定して、大脳基底核が衝動性を押さえる働きをするのですが、それが上手く働いていないのです。
ＡＤＨＤの子供たちは、周りから理解されないため、いじめられて不登校になり、その結果、引きこもるケースが多いのです。じっとすることが出来ないのに、無理に「じっと我慢して座って」いて鬱になったりもします。

17 — 30歳になって急にADHDになることはなく、子供の頃にその兆候は現れています。

日本の医療現場においてはADHDに対する理解が全般的に浅く、精神科医ですら「ADHDは子供に出る症状」と誤解されている場合があります。そのため、診察に訪れた成人ADHD患者が十分な治療を受けられず、場合によっては門前払いになるケースも多いのです。
さらに、アメリカではFDA（アメリカ食品医薬品局）が10種類以上の薬を認可していますが、日本国内では厚生労働省はこれらの薬を含めて成人ADHD治療薬を認可していません。
確かに、昨今のアメリカでは服用者の銃乱射など、薬の効果に関連した問題が残ってはいますが、適切な投薬治療をすれば問題は避けられるはずです。
日本では投薬治療の道は完全に閉ざされているのが現状です。集中困難・過活動・不注意などの症状が通常７歳までに確認されます。
子供を見ていて、おかしいと思えば専門家に相談する前段階の準備として生活日誌をつけ、資料として提出出来れば、早期発見と適切な治療が可能になります。

18―引きこもりからニート化やうつ病、PTSDに

ADHDやアスペルガーの子供への教師や親の不理解から本人の人格を否定されることで、ひきこもりからニート化、うつ病、PTSDにつながる可能性が高くなります。
日本の雇用流動性の特徴はこうした症状をもつ人材の社会貢献や社会復帰をきわめて難しくしている要因でもあります。
精神的・身体的に他の人とは異なった人達にも、プライドもあれば夢もあり対等に扱われるべきであり、障害も含めた個性としての認識が必要です。障害者だからという甘やかしはせずに、障害を理解した周囲からの理解とサポートは、障害者の知的好奇心、個性から生ずる創造性、興味のある分野への意欲を促進します。
幼年時代に兆候を発見し適切な治療を受けていれば、成人した折には自分の目標をもって人生をたくましく進んでいける人間になる可能性が高いのです

19―ADHDチェックリスト

チェックリストは精神科医のダニエル・G・アメン博士のリストを元に、行動上、人間関係における問題のチェックリストを作成しています。

行動上のチェックリスト③

- □ ① 注意散漫で集中力が続かない
- □ ② 成績通知表に「本来の力を発揮することができない」と書かれる
- □ ③ 5歳過ぎでもおねしょ歴がある
- □ ④ 簡単に気が散ってしまうが、反対に変に執着する
- □ ⑤ 指示を注意深く聞けない
- □ ⑥ ちょっとしたことで、飛び上がるように驚く
- □ ⑦ 飛ばし読みをしたり、文を最後から読もうとする
- □ ⑧ ボーっとしていることが多く、話を聴こうとせず、何も耳に入らない
- □ ⑨ 落ち着きがなく、常に動いているか、脚をバタバタと動かしじっと座っていられない
- □ ⑩ 書くことが苦手である

人間関係のチェックリスト④

- □ ① 相手を傷つける可能性や影響を考慮しないで、心に思ったことをずけずけと言ってしまう
- □ ② 気短、欲求不満で、物事に対する寛容さが低い
- □ ③ 他人に恥をかかせるようなことをする傾向がある
- □ ④ 決められたことができず、処理すべきものが山積みになる
- □ ⑤ 金銭感覚がないので、周りに迷惑をかけるときがある
- □ ⑥ 人との会話が少なく、コミュニケーションを避けようとする
- □ ⑦ 他人を口頭で罵倒する
- □ ⑧ たびたびヒステリーを爆発させる
- □ ⑨ 協調性がなく集団活動を避ける
- □ ⑩ 先生や親とよく衝突する

20―ADHDの17歳男子のケース(4)

兄と妹の三人兄弟の第二子、私立高校２年生の二郎君（17歳）。父母は自営業を営む。生育歴は健常だが、ADHD（注意欠陥、多動性障害）の傾向があり、知的能力は障害とまではいかないのですが、若干の低下が認められました。
中学校就学時に特殊学級への進級を勧められたのですが、親は世間の眼を気にして、普通学級で過ごすことを希望しました。
小学校中学年ぐらいから学力の低下が認められました。社交的な性格で周囲の注目をあびることを好みましたが、親密な友人関係は築けず、人の言うことに従っていれば友人関係が保たれると考えていました。例えば、リーダーのいいなりで、お金の要求があれば親のお金を盗んで用意しました。女子に破廉恥な行動を行なえと命令されれば、その通りの行動をして、女子から叱責されました。
私立学校であり、財政的にも大学に進むことが可能なのですが、今後の進路については未定の状態。両親と関係を作ろうと努力したのですが、両親は頑なに関与を断る姿勢でしたが、徐々に母親が相談員にいろいろな家族の悩みを話すようになりました。それにより、母親に家族療法を受けることを勧めました。
本人は両親に付き添われて第一回のセッションを受けました。まず子供に高校卒業後の進路や子供の関心のあることなどを熱心に聞くように努力し、その会話を両親に熱心に聞くように勧めました。
第２回目のセッションでは、両親が自由に話せるようにし、子供に熱心に聞くように勧めました。
第３回目のセッションでは、母親に子供の日常生活の様子や家族との会話の状況を具体的に生活日誌に書いてくることを依頼しました。
第４回目のセッションの折に、母親の持ってきた生活日誌をもとに、セッション中に親子間、夫婦間の会話を促進し、母親に家族の間の会話を具体的に書いてくるように依頼しました。
第５回目のセッションで、子供が高校卒業後、英語の勉強の為にアメリカの大学に入学したいことを話しました。その可能性を調べることを両親と子供に約束をし、次回セッションの時に資料として渡すことを約束しました。子供の顔には今までみたことがない笑みがこぼれました。
５回のセッションを終了して、ADHDを効果的に治療しているアメリカの精神科医に連絡し、留学後の治療の引き受けを依頼しました。

Therapy like Prelude>>> Chapter 1.

030

引きこもり160万人時代への対策

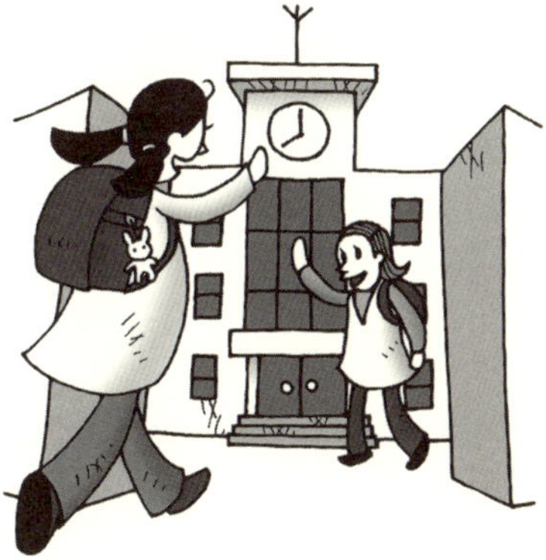

Chapter 2

学校に 行けなくなって しまった子供達

1—決して他人事ではない子供の不登校

小学校の入学式、どんな子供も夢と希望を一杯もって、これからの学校生活にワクワク、ドキドキしています。
どうして学校へ行けなくなるのか、親は戸惑います。子供は急に学校に行けなくなるのではありません。まず、登校渋り（学校に行ったり行かなかったり）からはじまり、早期に対応すれば回復します。
不登校は特別な家庭や、環境にある子供だけが行なうものだと思われていますが、実は、どこの家庭でも起こる可能性はあるのです。
平成18年度には不登校数が12万人以上になりました。 それ以降、その数は､少子化時代にもかかわらず横ばい状態となっています。
単に学校に行けない状況だと簡単に考えずに、登校できるように真剣に対応する必要があるのです。

2—不登校になる原因は何でしょうか

不登校の原因は母親から離れて学校という社会で暮していく分離不安や、学校や社会での対人関係の問題などがあげられます。
一つの問題ではなく、さまざまな要因が混ざって、子供は学校に行けなくなっています。
大人にとっては何でもないちょっとした失敗やいやなことがきっかけで、子供は学校に行けなくなるのです。もし、子供の不登校のサインを、親が早期に発見できれば、長期に長引く不登校に親子で苦しむこともなく、回復が比較的簡単に出来るのです。
アメリカの調査結果では、分離不安障害が原因による不登校の子供に認知行動療法を実施したところ、８割以上の子供が１年以内に再登校したということです。
親が子供の不安障害を強化している場合、ファミリーセラピーが有効です。
不登校になっている子供への親の言動が大変重要です。親自身も別離を認めない場合（または別離を強制する）治る可能性は低くなります。
家族間のコミュニケーションやシステム、考え方を変化させていくファミリーセラピーはどのようなタイプの家族の不登校問題にも大変効果があります。

3 — 登校渋りは不登校の初期段階、ほおっておいてはいけません

「無理して行かなくてもいいよ」と言っている間に、いざ子供が学校に登校すると、授業についていけなかったり友達との会話についていけなかったりで益々孤立してしまいます。これでは、折角登校しても益々学校へ行きたくなくなってしまいます。そして、登校と不登校の繰り返しの悪循環でどんどん事態は悪くなり、子供にとって、学校が大変居心地悪いものになるのです。だから、次に登校するには、大変勇気が必要です。また、親は「登校しなさい」が口癖になっていたり、子供が不慣でだんだん「学校へ行きなさい」と、言えなくなってしまう場合もあります。熱や怪我などの病気ではないのに、登校渋りが何日も続く場合、早期に、そして迅速で、適格なアドバイスをもらえる専門家に相談することが極めて大切です。

4 — 我が子が小学校に入学する前にしておくこと

登校渋りのきっかけは、大人にとってはほんの些細なことなのかもしれません。
人間は失敗や体験を通して、強くなってくるのですが、子供はそれほど多くの体験をしていないので、ちょっとしたことにも傷つ

いてしまう場合があります。
問題に直面すると、子供は解決の出来ない大変な事件だと感じ、その場から逃げ出したり、近づくのをいやがったりしているのかもしれません。
小学校入学前に、子供達はそれぞれの家庭で親や周りの大人から躾やマナーを教えられてきます。各家庭の育て方は様々だと思います。
学校では、国語や数学などの知識を学ぶ他に、これから社会で生きていく為のマナーや人との付き合い方を学んでいくのだということを子供に教えておきましょう。一方的にけなしたり、褒めたりしないで、子供の話すことをしっかりと聞いてアドバイスをしてあげることです。

5—母親からの分離への抵抗

登校渋りには母親から離れることへの不安があります。上に兄弟がいれば、比較的簡単なのですが、一人っ子の場合には、兄弟という見本がない為、難しくなる場合があります。
子供が母親に対して甘えたり、困らせたりして、ときには登校を渋るようになる背景には、母親から離れることへの不安があると考えられます。
母親は手厚く丁寧な子育てを続け、一人っ子であることから、細かいところまで行き届いた世話をしてきたことも想像できます。子供もまた、そのような母親の保護により安心しきった状況の中で育てられてきたことが伺われます。
ところが、小学校に通うようになってからは、今までの生活環境と大きく変わり、友達や教師との対人関係における緊張や不安、母親から離れて行動していく上での心配など、今までに経験しなかった状況に対応していかなければなりません。
また、子供を学校に送り出した母親としても、子供は学校の集団の中でうまく適応できているかどうか、何か失敗して困っていないだろうかなど、不安や焦燥にかられています。
そのような母親の心配している気持ちが子供にも影響して、かえって母親から離れがたい状況になるのです。

6 — 登校渋りになったきっかけはこんな事からなのかもしれません。

①よい子でいようとするあまり、家庭や学校では優等生で、しかられたことがない子供。ある時、友だちとふざけていたら先生にしかられた。先生の怒った声が耳から離れない
②夜遅くまでゲームをして夜型人間になり、朝寝坊した。親にしかられ、言い返したら朝起こしてくれなくなった。学校に遅刻してしまった
③友だち三人グループのなかから、二人組を作るときに仲間はずれにされた
④ネットでは友達ができるのに、学校ではひとりぼっち
⑤友達からひどい言葉をかけられた
等、不登校のきっかけはまちまちです。まず、子供と真剣に向き合って、子供の話すことをしっかりと聞いてあげて下さい。

7 — 不登校のケース(5)

一人っ子の真知子ちゃんは両親と祖父母に甘やかされて育ち，嫌いなことに我慢して取り組むことがほとんどありませんでした。
理解力はあるのですが学習意欲がなく，小学校１年生から４年の１学期までたびたび登校を渋り，母親が付き添ったり，担任や友人が朝迎えに行って一緒に登校するような状態が続きました。
４年生の２学期から全く登校しなくなりましたが、祖母は「学校なんて無理に行かなくてもいい」と容認するような態度を示しま

した。そのため、本人は起きたい時に起き，食べたい時に食べて，テレビやビデオや漫画を見て毎日過ごしていたのです。
次第に母親も「その内，なんとかなる」という気持ちになり，登校を促すことはありませんでした。本人は家庭訪問の担任にも会おうとはしませんでした。でも、休日になると、母親の運転で自分の行きたい場所へ出かけ、買い物三昧の生活をしていました。
担任は，母親に対してその苦労に共感しながら，ファミリーセラピーを受けることを勧めました。
初回は母親と２人でセラピーを受け、不登校のきっかけとなった友達関係での悩みなどをポツポツと打ち明けるようになりました。
一方、母親は、娘との間のトラブルや悩みだけではなく、祖母との関係や家庭内での問題などを相談しはじめました。
２回目には父親と祖母の同席を勧めました。両親が本人に注意すると、祖母がすぐにかばうような言動をすることがわかりました。祖母には、両親の育児に口を出さず、アドバイスを求められた時だけ、口をはさむように指示しました。
６回目のセッションで、父親の帰宅が早くなったことと、両親の熱意が本人に通じたのでしょうか、学校へ登校するようになったという報告がありました。

8―保健室登校は徐々に不登校を治す為の一案

子供が勇気を振り絞っても教室に行きずらい場合には、保健室登校が可能です。保健室で子どもの心の成長を支援し，段階的な再登校の援助方法として機能しています。
不登校が長引いて、教室に行くことがなかなか出来ない場合には、まず、保健室登校を勧めて下さい。
スクールカウンセラーとの会話（カウンセリング）により、次第に心が開いて教室に行く勇気がわくことがあります。

まずは、家から一歩出て、学校に行くことが大切です。
不登校児は、心に何らかの不適応を起こした状態にあります。子供が学校生活や社会生活にしっかりと適応していけるように、心の療育を始めましょう。
まず最初に、毎日の生活で親子の会話時間を作ること。
学校生活でも社会生活でも、子供が楽しく過ごしていける為の基本的なことを親が教えてあげることが必要なのです。
昔から、「子供は親の背中を見て育つ」と言われているように、子供は一番身近な大人である親を見本として観察し、親の言動から全てを学び、同じような言動を取るように成長していきます。
親がタバコを吸えば子供も吸うようになり、父親が家族に暴力をふるうと、子供も暴力をふるうようになりがちです。自分の子供にこう成長して欲しいという思いがあれば、まず、親が実践していくことが大切です。

9 — 親子間のコミュニケーション力向上

すでに親子の関係がぎくしゃくしていて、会話のきっかけがつかめない場合には
①子供に関心を持つこと
②子供の好きなことを一緒にする。又、しようと努力する
③子供のいいところを見つけて、褒めてあげる
④子供の気持ちをわかってあげようと努力する
①～④を実行して、子供との距離を小さくしていくように努力することが大切です。
本気で育児に取り組もうとする気迫は子供の心を揺り動かすものです。子育てを真剣にすることで、親も成長するのです。
最近、親子のコミュニケーションはどうですか？お話しをしなければ、子供の心はわかりません。まず、親子で会話をして、子供がどんな状況なのかを知ろうと努力する必要があります。

子供が心を開いて悩みを話すには、ピンポンのように、子供が話すことを受けて、返して、また、子供が話して来れるように会話を継続していくことが大切です。行ったり来たりのピンポン会話から、徐々にお互いの心が開けてくるのです。
親は子どもの言うことを決めつけたり、評価したりすることなく、子供が自由に自分の内面を話していけるようにしっかりと関心を持って聞いてあげることが大切です。

10―上手にピンポン会話をするには

テニスや卓球をされる方はラリー（継続して球を打ちあうこと）をした後の爽快感をご存じですね。
普通届きそうもないボールを必死で返せた時の満足感、又、相手の返しやすいところに打ち返したり、相手の打ちやすい場所に球を打とうと努力すると、５分でも10分でもラリーを継続できますね。程よい緊張感でラリーをした後の爽快感が相手に対する親近感に変化してくるのです。そして、最も必要なことは、諦めない心です。ラリーをしていると、相手の強いところや弱いところが見えてきますね。親子の会話でも同じことが言えます。会話をすることで、子供のことが自然とわかってくるのです。

11―子供が親に話さない状況になっている場合

① 子供が言ったことにいつも否定的
② 子供が話す内容をすぐに決めつける
③ 褒めるより、しかる
④ 真剣に聞いていない
等を改めてください。具体的には、
親「Ａちゃんの言いたいことって、○○○なの？」
子供「そうよ」

親「面白そうね」
子供「そう、○○○こんなこともあったのよ」
親「へ〜、○○○っていいわね。今度、見せてね」
子供「いいよ。一緒に○○○する？」
親「嬉しいな。○○○楽しみね。ありがとう。」
という会話が、どんどん継続できれば素敵ですね。
心理学では、褒める、称賛するなど効果的に作用する働きかけを正のフィードバックとし、けなす、否定するなど反対の働きかけとなるのが負のフィードバックとします。正のフィードバックを心がけましょう。

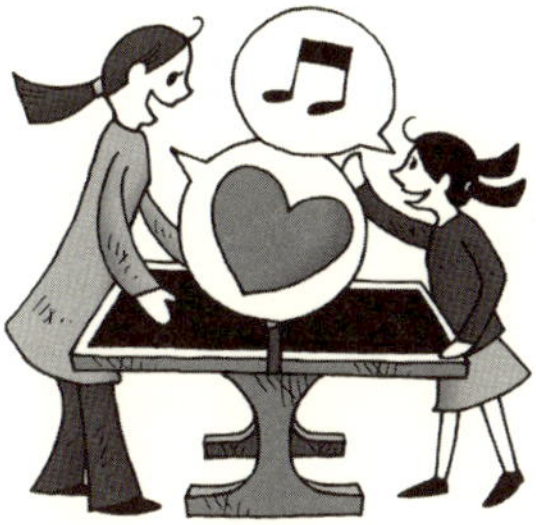

12—不登校の無料相談窓口があります

ひとりで悩んでないで、誰かに相談してください。
たとえば、都道府県の教育相談センター（巻末）の相談窓口に行くことをお勧めします。
訪問する前に、相談員に子供の状態を正確に説明できるように生活日誌を準備し、最初は両親又はお母さんだけで行くだけでも良いのです。その時必要となる子供の状況を表にして、相談員に渡してください。
人に悩みをうちあけると、自分だけが抱えていた心の問題を人と共有し、少しは気もちが楽になります、資料がないと単なる愚痴こぼしで時間を無駄にしてしまうかもしれません。一人で悩んでいても、いつもと同じ対策しか考えられず、何も変わりません。
誰かに相談しアドバイスを得ると、家庭内で何らかの変化が生じます。すると、今までとは違った子供との接し方になり、子供との関係が改善される可能性があります。勿論、子供が直接教育相談センターで相談を受けることも出来ます。

13—子育ては大変なことだということを自覚

子供の状態を正確に知ろうとする熱意と努力があれば、子供は素直に自分の悩みを話せるようになります。
子育てを人任せにしないで、自分で育てるのだという意志をしっかりともって子育てをしましょう。
子供との会話の内容や日常の行動を記録してから、相談員に相談するのがベストです。
相談するときは、抽象的な話をするのではなく、生活日誌に具体的な内容を記載して、資料として提出すると、より適確な指導が得られます。自分の子供です。
自分で育てる！という強固な意志を持つことが大切です。

14—レジリエンスと自尊感情を育てる

自尊感情とは自分に対する肯定的な感情のことを言います。
自分はそれなりの能力と、良い面をもった大切な存在なのだということです。
自尊感情の高い子は、精神的に安定し、何事にも積極的です。
反対に自尊感情の低い子は、精神的にも不安定で、消極的になってしまいます。不登校や引きこもりなどの子供は、ちょっとしたことで自尊感情を傷つけられたり、人との接触をいやがります。
自尊感情が低いと、友達とのちょっとしたコミュニケーションの行き違いにより、傷ついてしまいます。
子供が自立して社会で適用する為には、精神的回復力、心の立ち直り、忍耐力というレジリエンス能力を身につけ、心理的に困難な状況になっても、物事を肯定的に考え回復していける力が必要です。

生活日誌を2週間ほど記載出来たら、専門家に相談しましょう。家族だけで問題を抱え込まずに、客観的にアドバイスできる人が必要です。

15 ― 不登校前兆チェックリスト⑤

□	①	朝のめざめが遅くなった
□	②	夜就寝がおそくなった。あまり眠れない。眠りがあさい
□	③	朝になると、頭痛や吐き気など、身体症状を訴える
□	④	宿題や勉強をやらなくなった
□	⑤	なにをやるのもおっくうそうにするようになった
□	⑥	学校の友だちと遊ぶ回数が減って、一人でいることが多くなった
□	⑦	家族と外出したり、しゃべったりすることが少なくなってきた
□	⑧	自室にとじこもって、人との接触をさけている
□	⑨	イライラしたり、急にキレたりすることが多い
□	⑩	うれしそうな表情が少なくなった

少し前、たとえば1ヶ月前と明らかに違う行動を起こし始めていたら注意が必要です。不登校の前兆かもしれません。ただし、普段と同じ行動をしていれば心配する必要はありません。この機会に子どもをじっくり観察し、お互いに良い関係を作るためのコミュニケーションを実行しましょう。

Therapy like Prelude >>> Chapter 2

042

学校に行けなくなってしまった子供達

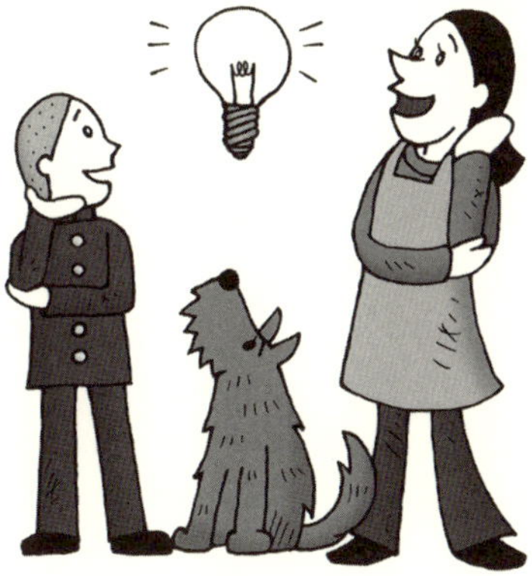

Chapter 3

いじめられている子供の状態を早くみつける

1―いじめられているとは、どんな状態？

子供の顔色が悪く笑顔が少ない。ぼーっとしていることが増え、何もしていない時間が多く、何事にも集中力のない状態が続き、成績も急に悪くなった場合には、子供は学校で「いじめ」など何らかの問題を抱えています。
ニュースとして報道される自殺や陰湿な「いじめ」がエスカレートして暴力から死に至ることもあります。
我が子だけは大丈夫と楽観視せずに、常に子供の生活に関心を持って接することが大切です。大事件にならない前に、早期に発見し、素早く対処することが大切です。次のリストでチェックしてください。

2―チェックリスト⑥

□ ① 最近、ものをよくなくすようになった
□ ② 学校のノートや教科書を見せたがらない
□ ③ お金をほしがる。あるいは親の財布からお金を持ち出す
□ ④ 学校行事に来ないで欲しいという
□ ⑤ 学校のプリント、連絡帳などを渡さなくなった
□ ⑥ ぼーっとして、何もしていない時間が多い
□ ⑦ 無理に明るく振る舞っているようで不自然な様子
□ ⑧ 学校のことを尋ねると、「別に」「普通」と答え、具体的に答えたがらない
□ ⑨ 学校のことを詳しく具体的に聞こうとすると、怒る
□ ⑩ 友達の名前が話題に出てこない

3 — 子供にいかに対応するか

まず、現状をよく聴いてねぎらってあげてください。好きで悪い状況に陥っている子供はいません。子供の話を否定したり、すぐに慰めたり、評価したりしないように、まず聞いてあげてください。
人間には相性があるので、相性の悪い集団への帰属意識を子供に要求するのは可愛そうです。子供にぴったりと合った場を一緒に探してあげるのは、親の役目です。
転校が簡単に出来るのなら、転校させるのも一案。海外の学校で合うのがあれば海外留学も一案です。
今、辛い目にあっている場だけが、子供の生きる場所ではなく、もっと自由に活き活きと生きられる場所があるのです。
「いじめ」られている場だけが子供の生きる場所という追いつめられた状況を作らないように、親も広く情報を得て子供をサポートしてあげる責任があります。
本当に子供を守れるのは親だけなのです。

4 — いじめは、早めに対処する

アクションプランを立てることで、具体的な対策をとれようにしましょう。考えて悩んでいるだけでは、状況は良くなりません。何かを変えていくことで、悪い状況から出来るだけ早く抜け出すことが大切です。
次のアクションプラン表（B）を子供と一緒に作成して、まず子供が行動し、いじめの状況を変えていけるようにサポートしてください。
親もアクションプランを子供と一緒にたてることで、子供への関心が増します。又、子供は親の関心が自分に十分に注がれていると感じれば安定します。

アクションプラン表(B)

起きる時間	寝る時間	休み時間にすること	昼休みにすること	放課後にすること

5—いじめられている「場」から離れること

日本人は比較的同一化しやすいたちなので、他人に対しても同じ考えや行動をすることを要求しがちです。
他人が異なった考え方をすることが思いつかないのかと思われる時もあります。子供にはまだまだ先に夢のある人生が広がっているのに、20歳にもならない内に絶望感や孤立感を持ち夢を持てないのは、可哀想です。
本気で子供が楽しんで過ごせる場を一緒に探してあげ、学校や社会に子供を任せっきりにしてはいけません。今の苦しい辛い場とは異なる世界があり、決心次第では異なる世界へ行けるのだということだけでも教えてあげてください。
子供の考え方が変り、心持が変ることで安心感を持ち、ストレスの多い不安定な状況から子供が抜け出せることもあります。
世界は広いのです。どこかにきっと素敵に生きられるところがあるはずです。今の日本の学校は学級崩壊しているところも多いと思います。
私が教育現場にいた20年前でも学級崩壊はあり、その頃、学校の経営陣である校長、教頭でも指導が出来ない学級や生徒がたくさんおりました。
今はもっとひどい状態なのではないかと思います。
子供の成長を促進するまともな教育を受けられないような場（学校）に合わないといっても、あまり悲観することはないのです。
ある意味、いじめられている子供もいじめている子供も、社会の犠牲者とも言えます。

6―いじめっ子もなんらかのストレスがある

いじめっ子の特徴として、目立つのが幼い頃にＤＶを受けていたことがあげられます。
いじめをなくす為には、大人から子供への暴力を完全に無くすことが不可欠です。
いじめっ子は、高いストレス状態にあり、ストレスを自分で処理できずに、やつあたりしているケースが多いのです。
子供への暴力は、躾という名目でも決してするべきではありません。どんな意味があろうと、暴力を受けた子供の心に傷をつける行為なのです。

いじめっ子のケース(6)

ヒューストン大学大学院でファミリーセラピストの訓練を受けた後、私の最初の患者となった人はシングルワーキングマザーでした。彼女の三男は学校で暴力を振るったり、いじめをするということで学校から注意され登校せずに親の監督の下、自宅で学習するように指導されました。
アメリカの学校では、いじめたり暴力を振るうと、親の責任とされ登校を拒否される場合があります。
ジョン（11歳）は母グロリアと次男のビル（18歳）と同居していました。
長男トーマス（21歳）は大工として独立し、2年前に結婚して娘（１歳）と３人暮らしをしていました。グロリアは上の2人の父親と離婚後、再婚してジョンを出産しスーパーのレジをしながら生計をたてて３人の子供を育てました。11歳のジョンを一人で自宅に置いて仕事に行けないのです。学校からセラピーに行くように勧められました。最初のセッションには、長男家族は参加せずに、グロリアと本人だけで、口数は少なく生気のない顔色でずっとうつむいたままでした。ボソッと質問したことにしか答えません。11歳の少年としては、背も高く体格も成人男性並みです。
２回目には次男にも参加してもらいました。ビルは高校を卒業して、転々と職を変え、今は就労せずに失業保険をもらってほとんど一日中、家で過ごしています。昼間、本人はビルからＤＶを受けていたことがわかり、ビルには就職をするようにアドバイスをしました。
４回目には、長男家族に参加してもらいました。グロリアはトーマスから経済的にもサポートを期待していたことがわかりました。
５回目にはトーマスと就職の決まったビルとで相談して母親を経済的に支えるようにアドバイスしました。ビルが就職した後、本人も徐々に穏やかになりました。
6回目には通常に登校できるまでに回復しました。家族全体に自信がみなぎって、１回目には全く笑いのない家族に、セッション中にも笑いが出るようになり、週１回のセラピーを６回で終了しました。

7―子供や育児を大切にする オーストラリアのソーシャルサポート

アメリカでは12歳以下の子供を親（又は18歳以上の者）の管理なしに、自宅に置いておくことは犯罪になります。
チャイルドアビューズ（小児虐待）なども法律で厳しく罰せられています。
子供も一人の人間としての権利を持った存在である、という観点から法律が作られています。自立出来るまでは大人の保護を受ける権利を尊重しています。
英語圏の中でもオーストラリアは最も治安が良く、子供を大切にする社会として大変評価されています。親日家が多いので、留学するのにもいいところです。私の長女はオーストラリア人と結婚し、昨年子供を出産しました。同じ年齢の子供を育てている母親のグループ交流や看護士による定期的な勉強会に出席しています。核家族も多いので、母親への育児に関する適切なアドバイスやサポートは、初めての子育てに不安感を持っている若いお母さんには大変効果的です。又、どんな郊外のモールや公共施設にも広いペアレントルームがあり、授乳したり夫婦でおむつを替えたりしている姿は微笑ましく見られます。
政府は積極的に母乳推進を行ない、育児に優しい施設を完備しています。子供は社会の宝物で大事にするという意識が反映されしています。出産の折には、夫も育児休暇が2週間ほど取れ、出産前後の妻を支えています。
日本のように、お祖母さんの手伝いをあてにするということは全くありません。多くの企業ではアフター・ファイブは勿論、金曜日の正午から週末の企業があります。家族でゆっくりと過ごせる週末は、子供が健全に育つための大切な要素です。
子供や家族を大切にする社会の姿勢は、家族の中でも子供を大切に育てる意識に繋がるのです。

8―どんな子供がいじめられ易いのか?

自信がなく、集中力がなく、無気力な子供は集団行動や協調性にも欠ける場合が多く、いじめられるケースが多くなるかもしれません。どんな学校でもクラスでも、その「場」で認められることで自分の存在価値を確認し、学校や家族やコミュニティーのサポートを得られやすくするものです。認められる為に、人一倍洋服や身なりに気を配ったり、テストの点数を上げるために頑張って勉強したり、人気取りで物をあげたり、子供それぞれに様々な仕方で、その場での自分の価値をあげようと頑張っているものです。
子供にとって最も大切なことは、夢を持ち目標を持って実現の為に努力する力が育っているかどうかです。どんな子供にも必ず自分を活かし楽しめるものがあるはずです。それを発見してあげるのが、親や学校の先生や周りの大人であるはずです。
ソーシャルスキルをトレーニングし、自尊感情を高めることが大切です。人から評価され、多くのサポートを得られる子供のほうが「人から愛されている自分」に自信を持ち、自分にプライドを持てる子供に育ちます。
ソーシャルスキルは子供にとって社会で生きていくうえで、大切なものであり家庭教育、学校教育と本人の努力で高めることが出来るのです。

9—ソーシャルスキルのチェックリスト⑦

□	①	話していても、あまり会話がとぎれない
□	②	やってもらいたいことを、うまく説明することが出来る
□	③	人を助けることが上手に出来る
□	④	相手が怒っているときに、うまくなだめることが出来る
□	⑤	知らない人とでも、すぐに会話が出来る
□	⑥	気まずいことがあった相手と、上手に和解出来る
□	⑦	皆が話しているところに、気軽に参加できる
□	⑧	自分の感情や気持ちを、素直に表現できる
□	⑨	初対面の人に、自己紹介が上手に出来る
□	⑩	周りの人に思いやりが持てる

10—将来の子供にとって必要なこと～子連れ留学

最低限、親は子供を学校へ行かせる前に、集団行動や協調性がある子供へと躾をし、効果的に学校教育を受けられるように配慮することが必要です。

日本の学校が我が子に合わないと判断すれば、海外の学校教育を受けさせればいいのです。勿論、夫の理解を得なければなりません。

私の子供はいじめられたり、いじめたりとは全く無縁だったのですが、子供の教科書を見たり、授業参観をして、こんなつまらない教育を受けていても意味がないと思い、アメリカへ子連れ留学をしました。これからの世界で生きる人間に必要なものは「英語」「コンピュータ」「数学」だと判断し、小学校からコンピュータの授業があり英語で教育を受けられるアメリカに決め、渡米したのです。

子供の発達の適切な時期に、必要な知識習得と訓練は重要なことだと考えています。子供の発達の為には、早すぎず、遅すぎずタイミングを逃さないことが大切です。

1987年７月、１学期終了後、渡米し、長女、長男はヒューストンの地元の小学校に入学しました。子連れ留学の時に気をつけることがあります。

日本では以心伝心とか、阿吽の呼吸とか、言葉にすると野暮で言葉にしなくても分かり合える関係が上等とされているようです。しかし、一歩、海外へ行くとそんな「日本文化」は全く通用しません。自分の気持ちや要望などを相手にわかって納得してもらえるように言葉で表現することが大切です。自分の気持ちを相手に理解してもらうように話すことが、社会でより良く生きる為の大前提なのです。

子供の学校や生活の環境が整って、彼らが順応してきた頃、私もヒューストン大学大学院に入学しました。彼らと一緒に勉強し、コミュニティーに溶け込んでいきました。

やれば出来るのです。どこまで本気で取り組むかという覚悟を決め、実行すれば殆どのことは実現できます。

11―いじめはどこの国にもあります

いじめ予防に対して、各国政府の対応は比較的スピーディーと言えます。学校教育の現場の声から政府は調査を実施し、具体的な対応策を講じています。

例えば、オーストラリアでは1994年連邦政府により学校での暴力やいじめの調査をし、今後大問題にならないように、学校でのいじめを減少させるための防止プログラムを開発しています。

日本では、１家族、１コミュニティーで「いじめ」に対応していくには手に負えない状態になっています。
いじめが原因で自殺をする子供が増えているのに、政府が本気で取り組まないのには理由があるのかもしれません。
すでに手に負えない状況で打つ手がなく、自然消滅を待っているかのようです。自然消滅や自然治癒といったことに期待することは、お手上げの状態になっているということです。
「教育は国に未来を作る大切な仕事である。政治家が生命をかけてやるべき、そして、やるに足る仕事である。そして今やらなければ二十一世紀の日本は危ない」と10年前トーマス寿子氏が著書の中で書いています。社会保険庁や官僚の汚職、天下り等、政府・官庁の不手際にはもうウンザリだと思っている人は多く、子供だけに、健全さや誠実さを求めるのは理不尽です。
社会の最小単位である家族の崩壊状態は国家の崩壊状態を意味しているのです。親も子も社会の犠牲者と言えるような事件が多発しています。そんな社会だからこそ、子供の夢を実現できるように、更に多くの大人のサポートが必要なのは言うまでもないことです。

12—「いじめ」は日本特有の現象ではないのです

どんな世界でもいじめはあります。
「しかと」のような、相手の存在を無視するような「いじめ」は特殊です。言葉や暴力によるいじめはどのような社会にもあります。いじめられている本人が何とか考えて対抗し状況を改善することが可能な例も多いようです。
しかし、無視して「いじめ」をされると、対応は難しく、雲をつかむような気分になり、先が見通せなく反発するエネルギーも沸いてきません。困難に逢うと、乗り越える為にエネルギーが出て、それが解決に導いてゆくこともあるのですが、見えない相手では、その力も出てきません。

私もアメリカ滞在中にいろいろ「いじめ」に合いました。髪の色、目の色、皮膚の色や言葉が異なるだけでも「いじめ」の対象となりました。
ヒューストニアンクラブというブッシュ家も利用しているクラブでも「ジャップのくせに大きな顔をするな」と言われたこともあります。こんないじめでも、落ち込んで又、言われたらという恐怖心で外出も出来なくなる人もいれば、平気な人もいます。ストレスへの強さは個人差があるので、その対応は様々です。
ただ絶対にすべきことは、自分の気持ちを相手に理解してもらえるように表現しておくことが大切です。黙っていては、相手に自分の気持ちや考えが伝わりません。どんなにつまらないことでも相手に何かを言われたら黙っていないで、しっかりと自分の言葉で表現し相手に伝えることが大切です。
そのうち、余裕が出てくればユーモアなどを交えてコミュニケーションが取れるようになるのです。
どんなときにも、どんな場でも、我慢しないで自分の気持ちを表現し、相手に伝える勇気が必要なのです。それが、「自分を大切」にしているということです。

13—差別意識がいじめになる

いじめというのは、ある一人の人物を他の大多数の人が「見下す」ことで、いじめる側の人が「いじめる側」としての共通意識・仲間意識を持つ場合があります。
いじめる側はいじめられる一人の人間を「外部」として定義することで初めて集団性・内部性を保って安心を得るのです。
不満や憎悪、責任を直接的原因となる人に向けるのではなく、他の対象に転嫁する事でストレスを発散させることもあります。
簡単な使われ方として、事態を取りまとめるために無実の罪を着せられた「身代わり」、即ちスケープゴートを作ることで集団としての結束力と絆を強めていくのです。政治の一つの手法として使われる場合には、方針や主義に不利益とされる小規模な集団や社会的に弱い立場の人間をスケープゴートとして排除し、社会的な支持を得て組織の強化を図るのです。
又、第二次世界大戦中のナチスが行ったホロコーストは、ユダヤ人をスケープゴートにしたものです。

14―文化が異なると、いじめも効果がない

私の場合ですが、大学院の学生に年配の女性がいて、私に「日本のチープカー」と責めていました。戦争で兄弟を失ったともなじられました。私が言い返さないとなると又同じことを言ってきます。同じことを言われた2回目に頑張って言葉を言い返しました。
私「あなたの車はどこの製品ですか？」
テキサス女性「トヨタ」
私「トヨタは日本車だけど、気に入らないところがあるの？」
テキサス女性「安いから乗ってるのよ」
私「ありがとう。チープカーといってるのは、悪い気持ちじゃなくて、いいからなの？」
テキサス女性「そうかもね。燃費はいいわ」
私「あら、それは良かったわね。日本のチープカーをエンジョイしてね」
と会話をすると、２度とこのような失礼なことを言わなくなり、結構そのあとは仲良く話せるようになりました。私がいやな気分になったのに、がまんして黙っていたら、何度でも繰り返しいじめてきたと思います。
私が渡米した1987年頃には、テキサスには日本人は少なく、私が勉強していたナサに近い大学院には日本から留学してきている学生は皆無でした。
アメリカではすでにコンピュータ文化が浸透し、携帯電話も販売

されていました。日本にはまだコンピュータも、携帯電話もない時代です。その頃のアメリカは日本よりかなり進んだ国だったのです。今では日本の家庭にも普通にある皿洗い機やディスポーザーも完備されていました。アメリカの大いなる田舎と呼ばれたテキサス州ヒューストンにおいてもです。
価格の安い日本車が道路を大きな顔をして走っているのを見ると、腹が立つ年配のアメリカ人も多かったと思います。自分も日本車に乗っているにもかかわらずなのです。

15―我慢する子供はいじめられ易い

「我慢強いね」というのは、褒め言葉ですが、その程度が問題です。
いじめられる子供は大変我慢強い子供が多いのです。むしろ、沈黙は金だと考えています。殆どの「いじめ」の最初は言葉でされるものです。言葉でいじめられた時に、しっかりとそれに対応し言葉で言い返せない子供が「いじめ」のターゲットになっていきます。
他の子供たちも家庭の問題があったり、学業に問題があったり、健康に問題があったり、なんやかやの問題をかかえて登校してきています。そんな子供達のストレス除去の手段として他の子供を「いじめる」場合が多いのです。
最低限の自己防衛手段として、自分の気持ちを言葉で表現していくことです。黙っていては「いじめ」はますますエスカレートしていきます。
日本の学校で「いじめ」が多発し、減少しないのは、子供が「自分の気持ちを言葉で表現する」訓練がされていないからです。親や先生にも、自分の状況や気持ちを理解してもらえるように言葉で表現できれば、そして、こう言えば、こう思われるだろうとか、ああ言えば、変に思われるとか、人から評価されることばかり気にせず、自信を持って表現できれば「いじめ」は減少します。
家庭でも訓練できます。「いじめ」られている子供は言い返せない子供が多いのです。どう思われようと、しっかりと自分の言葉で言い返し、自信を持てるように訓練してあげてください。子供が何か言おうとすると「黙ってなさい！」と金切り声をあげていませんか？
「いじめ」られている子供の親は、独断的で声の大きな人が多いようです。まず、言葉で表現するスキルを身に付けさせましょう。

16—いじめが発生する学校という場の状況

人は無意識のうちに、不満や不快を覚えると、不快感やルサンチマン等を他者に対して抱きがちです。
ルサンチマンはデンマークの思想家キェルケゴールが確立した哲学上の概念ですが、哲学者ニーチェが著書の中によく使っています。
もともと恨みや憎しみが心の中にこもって鬱屈した状態を意味します。嫉妬や羨望と結びついた憤りや怨恨の感情で、ある感情を感じたり、行動を起こしたり、ある状況下で生きることのできる人に対して､それができない人が感じる憎しみや非難の感情です。
こうしたことは特定の集団において起こり、そうした不快感を押し付けられたり嫉妬された個人は、その特定の集団内においてスケープゴート（身代り）となります。
日本の学校でのいじめの発生は、不快感からと嫉妬によるものが多いのです。対策としては、不快に思われないような身なり、言葉使い、行動の仕方を教えることや、嫉妬されるようなことを友達に言わないように心がけるようにすると、いじめの標的にされる率は減少します。私はニーチェの著書が好きで、良く読みます。
ヒューストンに住んでいた頃、子供達の家庭教師をしながらライス大学（テキサスではトップクラスの名門校）文学部で哲学を学んでいたニーチェの子孫の女学生に教えてもらっていました。

17 ― 聞き上手のお母さん&お父さん

繰り返しになりますが、誰でも好きで悪い状況に陥っているわけではありませんから、まずその状況にある子供をいたわってください。
そして、子供が「いじめられている」と親に言ってきたら、どんなことでも熱心に聞いてあげてください。評価したり励ましたりせずに、子供がどんな状況にあり、どんな気持ちなのかをしっかりと聞いてあげてください。
親が聞き上手だと、子供は本当に幸せな気持ちで毎日を過ごせます。子育ての初心に立ち返って、子供のいじめをきっかけに親子のコミュニケーションを築いて、素敵な親子関係を楽しむことが可能になると考えると、子供がいじめにあっても、かえっていいチャンスだと思えるようになるのです。
聞き上手な親は、自信にあふれて目標達成度の高い子供を育てることが上手です。聞き上手になる方法としては、子供の話に矛盾があっても批判や反論や指示をせず、子供の気持ちを一緒になって確かめるようにフィードバックをしてあげながら聞くことが大切です。
親に素直に困ったことや悩みを相談できる子供は、学校やコミュニティーでも困ったときに、具体的にわかり易く説明をしていい関係が作れるのです。子供のコミュニケーション能力は家族間で訓練されて向上していくものです。子供の話を理屈で理解するのではなくて、気持ちで分かろうと努力して下さい。子供のどんな話でもすべてを受け入れてあげ共感する態度が、子供の心を開かせて悩みを親に進んで話せる関係を作ります。

18 ― 強くなれと言う前に、子供に気付かせる方法

いじめられている状態を、前向きにとらえてみましょう（人々からも注目されている状態が続いている場合があります。不快感を与える服装や言動をしていないでしょうか？）。
自分で困難に立ち向かっていき解決していくことで自信もつき、人と上手に付き合う方法を体得していくのです。
いじめから自分を守る方法（どう考え、どんな態度をとり、どう表現するか）も体験しなくては身につきません。転んだら、起き上がればいいのです。親も子供と一緒に戦っていく強さを持ち、勇気をもってよい状況に変えていく決心をすることで、事態は変化していきます。
人との付き合いは一生続きます。
誤解されてるのは損です。正しい自分を表現する方法を学び、理解されるようになればもっと素晴らしい人生が開拓できるということを、気付かせてあげて下さい。いじめられている状況も、仲良く付き合う方法を体験し身に付けるチャンスだと考えましょう。過去を悔やまず将来に向けて新たな出発ができるようにサポートしましょう。
子供は家庭から、学校から、コミュニティーからサポートを満足に得られることで安心して成長していきます。ソーシャルサポートが多いほど豊かな経験と愛情が得られて、円満な性格の人間に育っていくのです。

19 ― ケース（7）

シングルマザーのメアリー（38歳）と一人娘アン（15歳）がセラピーにやって来ました。
アンの不登校が問題の家族でした。メアリーはとても美人で、近

くの会社で事務員として働いています。ボーイフレンドもいるし、職場の同僚ともいい関係を築いています。従業員数30人の小さな会社ですが、福利厚生もあり、家族ぐるみのイベントも1ヶ月に1回と頻繁にあります。
会社のバーベキューパーティーにはメアリーはいつもアンを誘いますが、アンは行きたがらないのでメアリーだけで出席しています。
アンは学校でも友達もボーイフレンドもできなく、いろいろなグループにも入らずに、いつも孤独でした。メアリーとアンは、離婚後引越しをして今のコミュニティーに住んで1年ですが、メアリーは忙しく未だにコミュニティーの人達との交流をしていません。
1回目のセッションで、アンは、メアリーの離婚に反発し、自分は母親のようにならずに幸せな結婚をして専業主婦として暮して生きたいというささやかな夢を持っていることがわかりました。しかし、メアリーはアンにキャリアを積んでいける自立した女性になってほしいと思っています。
2回目までに1週間分のアクションプランを作ってくるように、指導しました。2回目にやってきた本人には笑顔が見られるようになりました。アクションプランを元に、アンの学校生活を話してもらい、友達を作る具体的な方法をアドバイスしました。
3回目には、登校して友達も出来たことを嬉しそうに報告。メアリーの会社のイベントにもアンはついていくようになり、メアリーの同僚からも温かく迎えられました。セラピーは3回目で終了しました。

20—アメリカの女性のライフスタイルと価値観

アメリカではシングルマザーの家庭が多く、又核家族の為か祖父母が不足を補う例が少ないので、幼い子供は寂しい思いをしている場合が多いのです。母親の相当な努力がなければ満足なサポートが得られずに愛情不足を感じている子供が多く、一般にソーシャルサポートが少ないと言えます。
家族療法を受けに来る家族でシングルワーキングマザーの家族は全体の40%に及びました。アメリカのテレビドラマ「セックス&シティー」からもわかるように、アメリカではまだまだ女性にはシンデレラコンプレックスがあり、女性にとって結婚は経済なのです。男性に求めるものは、「ルックス」「マナー」「マネー」です。自立しているようでも、常に結婚への憧れをもちながら、30代半ばまで結婚、出産も経験せずに、しっかりとしたキャリアも積めないまま、焦りと中途半端なライフスタイルで過ごしている女性が多くいます。日本の現状とさほど変わりはありません。
出産できる年齢は限定されているので、女性はしっかりとしたライフスタイルを築けるようにサポートを受ける必要があります。

21 — 誤解されているかもしれない自分の姿をチェックしよう

自分がどんな風に他人から思われているかを具体的に5項目

父親から	
母親から	
兄弟から	
友達から	
先生から	

どのように思われたいかを具体的に5項目

父親から	
母親から	
兄弟から	
友達から	
先生から	

（思われたい自分と、実際の自分を表に具体的に表すことで認識しましょう）

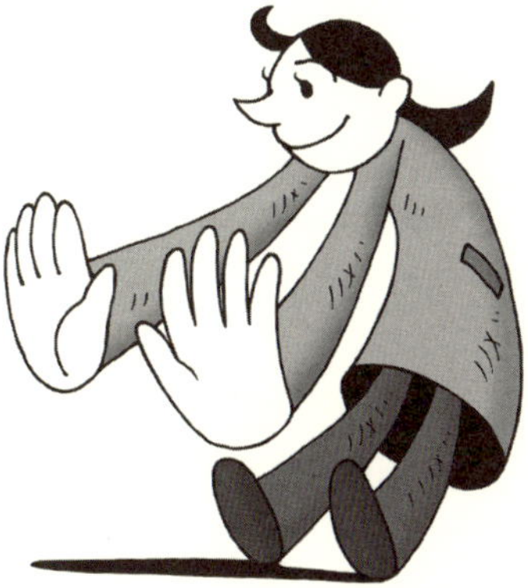

Chapter 4

NOを言える女の子に

～自分を大切に！

1—デートDV（Dating Violence）の現状

アメリカの女子高校生の５人に１人がデート相手から身体的暴行または性的暴行を受けた経験があり、14歳〜17歳の女子の５人に２人がボーイフレンドから殴られた経験があるということが、ＡＢＡ米国弁護士協会（American Bar Association）調査で明らかになりました。

又、1993年〜99年の6年間で16歳〜19歳の殺害された女性の内の22％の加害者がボーイフレンドだったのです。

デートＤＶ急増に伴い、ＡＢＡは「Teen Dating Violence Prevention National Summit」を開催する他、虐待されている女の子の救済策を政府に要請しました。

毎年100万人のティーンが妊娠するアメリカからデートＤＶの実態を学び、日本でも増えているデートＤＶへの具体的な対応策を早急にとり予防しておく必要があるのです。

2006年「内閣府のＤＶに関する調査」で、10.6％の女性が何度もＤＶを受けたと回答しています。調査対象は無作為に選ばれた日本女性です。単純に計算すると、数百万人の日本女性が、ＤＶを受けているということになります。

被害者の相談先としては、友人・知人が29.1％，家族・親戚が30.2％で、公的機関や専門家（警察）への相談は3.4％以下です。

誰にもどこにも相談しなかった女性が、46.9％にのぼり、相談しなかった人達の内、9.5％が相談先がわからなく、20.2％が相談しても無駄だと思ったと答えています。被害者の84.5％には被害者意識が低く、39.3％が自分にも悪いところがあったから、29.8％が自分さえ我慢すればなんとかやっていけると思ったと答えているのです。

暴力や侮辱を受ける度に、「そんなことを言われたくない！」と口に出して言うべきところを、我慢して黙り込んでいく内に、心身ともに支配され、ＤＶの被害者であることを自覚できず逃げ出せなくなるのです。

2 — 我慢してはいけない！

同じく「内閣府のＤＶに関する調査」では、結婚前の10歳代から20歳代に恋人がいた872人に質問（アンケートと取材による）をし、体へのＤＶ8.7%、心へのＤＶ7.2%があったことがわかりました。
被害者の相談先としては、友人・知人が53.4% 家族・親戚が13.6%であり、公的機関や専門家（警察）への相談は3.4%以下。相談しなかった人達の内、13％が相談先がわからなく、10%が相談しても無駄だと思ったと答えています。
「世間体が悪いから相談しなかった」という項目では、配偶者からのＤＶ被害者13.1%に対してデートＤＶ被害者は２％です。配偶者からのＤＶ被害者は家族や子供の為に我慢する傾向が見受けられますが、デートＤＶの被害者は、世間体から付き合いをやめないという傾向は殆どありません。従って、ＰＴＳＤなどメンタルの回復を考慮したセラピーを受けることにより、早期に回復できるのです。
セラピーでは、被害者であるという認知、別れる決意、悪循環の行動を変えることを促進し、恋人と別れ、新しい人生をスタートする自信がつくように治療をします。

3 — デートDVへの相談窓口の対応は

デートＤＶの被害者には、公的機関として各都道府県の児童相談所、女性センターや内閣府配偶者暴力相談支援センターで相談（無料）にのってくれます。
早急に加害者からの救済の処置をとってもらうようにお願いしてください。

「逃げたら殺されるかもしれない」という強い恐怖感がある場合は、具体的に受けた虐待の内容を書いて相談員に渡し、身の安全を確保してもらうことです。暴力を振るわれ続けることにより、「助けてくれる人は誰もいない」といった無気力状態に落ち入り、他人を信用できなくなる危険があるかもしれません。
服従させられることで無力となり、意志力がなく怠け者でいい加減のように見えるかもしれません。又、「暴力を振るうのは私のことを愛しているからだ」「いつか変わってくれるのではないか」と加害者への思いが残っている場合もあります。
①救済方法を決定する
②適切な機関への連絡
③家族への連絡
をスピーディーにしてもらい、身の安全を確保してください。

4—デートDV被害者用チェックリストI ⑧

□	①	暴力をふるう彼が心から反省し、もうしないと誓ったら暴力はおさまると思う
□	②	電話やメールが頻繁で、すぐ対応しないと怒る
□	③	相手のことが好きなら、相手の行動を束縛しても構わない
□	④	デートの内容は全部彼が決める
□	⑤	服や髪型などで好みを押し付ける
□	⑥	手や腕を組んだり、いつも体に触られていた
□	⑦	相手は被害者の家族の悪口をいう
□	⑧	別れ話になると、「自殺する」「家に火をつける」と脅された
□	⑨	貸したお金を返してもらえない
□	⑩	避妊に協力してくれない

（以上のことが3項目以上あれば、確実にDVの被害者です）

5―デートDV被害者意識チェックリストⅡ ⑨

□	①	ＤＶなんて大人にしかおこらない
□	②	デートＤＶなんて高校生におきてない
□	③	デートで暴力を振るわれる女の子なんていない
□	④	暴力を振るわれたとしてもきっと1回だけだ
□	⑤	望んでいないのに、セックスする女の子なんていない
□	⑥	デートでレイプされる女の子は、自分が悪いから
□	⑦	暴力を振るわれる理由が女の子にもある
□	⑧	相手のことが好きなら、相手の行動を束縛するのは愛情表現だ
□	⑨	お互いに嫌いになって別れそうになったときＤＶは起こる
□	⑩	相手を罵倒したり侮辱することは、暴力のうちにはいらない

（デートDV被害者意識の項目です。被害者と気が付いていないか確認できます）

6―デートDVのケース（8）

外泊を頻繁にするようになり時々アザを作って帰宅する娘を心配して、会社員の父親アル（48歳）と専業主婦の母親ベッツィ（45歳）が相談に来ました。
第１回目のセッションでドロシー（16歳）の様子を観察すると、引っ込み思案で、怯えているように見えました。
性的虐待を考慮して話を聞きました。両親と本人に回復には3ヶ月ほどかかることを説明しました。第１回目で勉強についていけなくなった頃から、女友達のグループからはずれていき、寂しかった時に、クラスメートのティムに優しくされて嬉しかったことを語りました。ティムの友達の家に行ったときに、飲み物にロヒプノールを知らない内に入れられ、レイプされました。
その後も友達宅に泊まるようになりました。その内暴力を振るわれるようになり、本人が別れると言うと二度としないと謝罪しますが、又暴力が繰り返され身の危険を感じるようになりました。
両親には咎めたり、しかったりしないように説得しました。
第2回目のセッションで、本人はティムに飲み物を買いに行くことを命令され、女友達からはどうして命令されたとおりするのと聞かれると「彼は私にはあんな風にしかものを言えないの。彼は私のボーイフレンドだから」と答えています。しかし、家庭では父親がいつも母親に命令口調であれこれ指示し、母親はいつも従っていたので、ドロシーはそれがとても不愉快でした。
3回目のセッションで、相手の嫌いな言葉や行動を、そのときの気持ちも含めて書いてくることを指示しました。
第4回目で本人の得意なことを聞き出しました。飼っている犬の世話が好きで、出来れば動物を扱う仕事をしたいと話ました。どんな仕事があるのか次回までに情報を得ておくことを約束しました。両親には、本人にどんな女性になってもらいたいかを話し合う機会を作るように指示しました。アルは男の子が欲しかったことを話ました。本人は「Feeling & Action」を書いている内に、ティムが自分を大切にしていないことがわかったと言いました。
5回目のセッションで、トリマーの資格が取れること、働けるお店と給与を情報として教え、大学へ進んで獣医の資格の情報も与えました。
6回目のセッションには両親のみ参加。本人はティムと別れて、トリマーの資格のための勉強を始めたと報告しておりました。

7 — 虐待を相談できるところ〜ファミリーセラピストの治療法

虐待によるＰＴＳＤへの対応も含めて被害者は心のケアを受ける必要があります。ファミリーセラピーの手順は
①インフォームド・コンセント（説明と同意）
②被害者の心身状態をアセスメント（評価）
③どのようなセラピーがどのくらいの期間必要なのか
を伝えます。
治療に何を求めているか、これからどのようになりたいのかを聞くことにより、治療の方向性を決めます。その上で、被害者の現在の苦しみにフォーカスし、その苦しみを軽減するように援助していくのです。セラピーの目標は被害者が過去にとらわれることなく、将来を生き直そうとする事だと伝えます。この目標達成の前提として、セラピストは守秘義務を守ること、セラピーの場は安全で安心して回復できる保護された空間であることを告げます。セラピストは被害者（クライアント）及び家族との信頼関係をつくり、適切なフィードバックをしながら、自発的に新しい人生を進めるように誘導していきます。
いつまでも過去に囚われた問題解決型（日本のカウンセリングに多い）ではなく、将来に生き直そうと被害状況からきっぱりと脱出し、回復が早いセラピーがデートＤＶ被害者には適切です。

8 — 非暴力体験を言語化する

被害者は「ＤＶを受けるのは私が悪いから」「逃げられないのは私のせい」とか「私は気がおかしくなった」と自分の無力や異常性にばかり目を向けがちです。
しかし、反対に相手の異常性に目をむけ、「私は悪くない」と自覚する方が回復には近道です。
相手の異常性及び自分の受けた虐待をセラピストに話すことで、

徐々に気持ちが収まってきます。トラウマ体験を心の中に押し込めたりフリーズさせたりすると、悪夢やフラッシュバックとなって本人を脅かすことになります。安全な治療構造の中で、信頼できるセラピストに、ＤＶの場面とそれに伴った感情を言葉で表現することが必要です。

加害者からの暴力(具体的)	その時の気持	加害者からの言葉の虐待	その時の気持	加害者の異常なところ

9 — 嫌われることを気にしない

人生を捨てるに値するほどの異性に出会えるのは、1万分の1くらいの確率です。

限られた人生の時間を浪費するのは勿体ない。

雑誌やテレビでは恋愛物が多く、ネットでも「避モテ」という言葉が氾濫しています。ティーンは好きな人がいないと、又、付き合っていないと欠陥があるのではと思われるほどです。だから、付き合っているボーイフレンドから暴力を受け、服従の関係を強要されても、恋愛関係を継続したいがために我慢しがちです。

常に自分を見失わないで一定の距離を保ったお付き合いをするのは、経験の浅いティーンでは難しいのでしょうが、そんなクールなスタンスで恋愛やお付き合いができるのはカッコいいものです。恋愛やお付き合いが楽しくなければ、止めればいいのです。自分の成長にならないようなお付き合いは無駄だ、と思えるくらい貪欲な女の子であってほしいものです。宇宙旅行にも行ける21世紀、他にやることはいっぱいあるはずです。

10─「女の子」は学校や社会で創られる

2007年「女性に対する暴力に関するシンポジウム」の資料として、インターネット調査（16歳〜19歳の358人）でデートＤＶの実態が調査されました。
50%が交際相手から肉体的・精神的な暴力を受けた経験があると回答しています。その際に相談した相手は「友達」が55.5%（複数回答）で最多でしたが、42.7%は誰にも相談していませんでした。
デートＤＶを受けている女の子が気軽に相談できるところを公表し、問題を抱えた女の子に適切なアドバイスが出来る専門家が必要です。女の子は直感的に、周りの大人が女の子を差別していると感じているかもしれません。「女の子のくせに」とか、都合のいいときだけ、「女らしく」とか、なんとなく差別されている性と感じてきたかもしれません。
1995年AAUW（American Association of Univ. Women）より出版された“How Schools Shortchange Girls”（学校はいかにして女の子の能力を発揮させないでいるか）により、アメリカの教育現場で性差別がある事実が明らかにされています。

11―昔ながらの価値観

男は能動的で支配する者、女は受身で従う者という昔からの価値観は根強く残っています。
親たちは、男の子はたくましい子になるように育て、女の子は他人への思いやりを忘れない優しくて穏やかで理解のある子になるように育てようとします。
職業の面でも、女性には多くの場合、アシスタントや男性達の世話が割り当てられ、私生活でも出産と育児・家事が女性の使命とされています。
何世紀も前から家庭にとどまってきた女性が21世紀になっても社会的に自己を確立できず、押し付けられた役割分担から抜け出せないのも不思議ではないのです。育て方や教育による学習で、「女の子」は創られているといえます。しかし、現状を把握し、女の子を訓練して社会的に自己を確立した女性に育て上げることは可能なのです。
他人の為に尽くしすぎて自分達の欲求は少ししか満たしていない女の子ではなく、自分を主張し自分の人生を切り開いていけることが今後21世紀で求められる女性像なのです。

12―個の時代に大切なこと

組織や社会の常識のいいなりになる必要はありません。しかし、子供はまだ経験も少なく、弱い者ですから、親が対処方法をアドバイスしたり情報を与えてあげる必要があります。
人がなんといっても、「あなたの強みに立っていきなさい」「あなたの楽しみを大切にしなさい」と励ますことが必要です。
ユングの個性化理論によれば、人間の心理過程には独自の自己調整機能が備わっていて、「自己（Self）」は「全体性」に向かって漸次変容するそうです。「個」を探求する在り方と、「全体」に寄与しようとする在り方が調和をとりながら成長していくのです。つまり、自己探求と奉仕は、成長のある局面においては車の両輪のようなものになってくるのです。

日・米・中で実施した調査では、何か失敗したら自分の責任だと思うと答えたのは、アメリカの子供65%以上、中国35%以上、日本は20%台でした。

何か悪い状況に陥っても、日本の子供は親や社会のせいにする傾向があるのです。成長していない個には、社会に貢献しようという理想も育っていないのです。困った状況に陥っても、自分の意志で逃げたり戦ったり出来ず、心身ともにひ弱で、一人で立ってはいられないのです。

13 ― 強い心を育てるチェックリスト⑩

- □ ① 自分のやりたいことは、計画的に実行しやり遂げる
- □ ② やったことで問題が発生したら、責任は自分にあると思う
- □ ③ 早起きで、規則的な運動と食事をして健康に留意した生活を送る
- □ ④ 傷つけられることを言われたら、自分の気持ちを相手にわかるように説明して2度と言わないようにと忠告できる
- □ ⑤ 性的関係を要求されても、嫌ならいやと言う
- □ ⑥ 自分では知識がなくて判断出来ない時は、親や先生などにアドバイスを求める
- □ ⑦ スケジュールが合わないときには、デートに誘われても断る

□	⑧	相手も同じように成長できるように勇気つけることも出来る
□	⑨	YesとNoがはっきりしていると、言われる
□	⑩	思ったことや感じたことを言葉で表現でき、相手の気持ちも理解できる

14―相談員に偏見があってはいけない ～ジェンダー・バイアスから

相談する人もいなくて、児童相談所や警察なども当てに出来ないのでは困ります。簡単に相談でき、相談に来る女の子に対して偏見がないようにしなければなりません。適切な対応やアドバイスが出来なければ、被害者の女の子を救うことはできません。

ジェンダー・バイアス（性的偏見）があり、女の子には直感的に女であるが為に言っていることを信用されなかったり、相談しても自分にとってもっと不利な状況になるのではないかという不安があるのです。

1997年弁護士会で「司法におけるジェンダー・バイアス」の問題が取り上げられています。法律、裁判所、検察庁、弁護士会の人事的側面や相手方、弁護士同士など、様々な場面でジェンダー・バイアスの問題は発生しています。司法改革で、どのようにジェンダー・バイアス除去の取り組みがなされるかは、今後大切な課題になると思います。

日本は他の先進国に比較すると、とても遅れている状況にあります。企業においても、グローバル化は事業所が海外にあり、製品が海外に輸出されているだけで、経営はドメスティック（国内）です。ダイバーシティ（多様性）もかけ声だけで、本質的に差別意識に対して大変鈍いのです。

15―Feeling & Action 表で客観的に状況を把握する

会話内容	具体的な行動	感じた気持ち	相談相手	相談内容

16―虐待されていても逃げられない理由は?

フランスの精神科医で長年モラル・ハラスメントを研究しているマリー－フランス・イルゴイエンヌによると、被害者が逃げない理由として

①暴力の被害者であることを自覚できない
②無力になることを無意識のうちに学習させられている
③逃げたいという欲望さえ失ってしまう
④彼なしでは生きて行けないという依存心
⑤自分のせいで彼が暴力をふるうのだと自分を非難する

と述べています。ＤＶから逃げるには、自分が被害者だということを認めて、依存心を振り切ることが大切なのです。

17 ― 逃げる方法は一つ! 自分を取り戻すこと

腕に職をもちたい、あるいはスペシャリストになりたい人は、「他人よりよくできること、楽しくできること」を早く見つけることです。
有名学校に血眼になることは、もはや時代遅れです。なによりも子供の本当の個性、その子のかけがいのない好きを見つけてやることが大切です。そういうプロがいないのなら、親や教師がその役割を担えばいいのです。常日頃から下記のような点に留意して、子供を観察しましょう。
①子供が無心にやっていることは何ですか
②好きなことは無意識の行動や何気ない言葉に出ますから、関心を持って子供の行動を見、話す内容に耳を傾ける
③長所を伸ばす。短所にこだわらない
④兄弟や他人と比較しない。せっかくの小さな才能を大切にする
多くの経験や知識をもたないティーンには、大人のアドバイスやサポートが必要です。被害者の中には、自分を愛せなく人生に目標もない女の子が多く見受けられます。

18 ― 加害者のタイプとデートDVの経過

暴力を振るう加害者については、一定のタイプはなく、年齢、学歴、職種、年収に関係がありません。
人当たりが良く、家の中という密室の中でのみ暴力を振るう人もいますが、普段から誰に対しても暴力的で、見知らぬ人に対しても言いがかりをつけて暴力を振るう人もいます。
また、薬物依存、精神障害等が関連して暴力を振るっていると考えられる人もいます。
しかし、加害者が暴力を振るう理由は様々あると考えられますが、その背景には社会における男尊女卑の考え方があると言えます。

デートＤＶの加害者もまさかそんなことをするはずがないという青年もいます。外面が良くても、エリート学生であろうと、良家の子息であろうと関係はありません。持っている肩書きや社会的評価で判断せずに、暴力をふるったという事実だけを確認し、被害者として対応することが必要です。
①最初は小言が多くなり、加害者はいらいらして関係がとげとげしくなる
②次の段階では、加害者は感情のコントロールが出来ず、被害者は重度の怪我を負うような暴力を受ける
③被害者が別れようとすると、二度としないと同情心に働きかけようとし、被害者は相手が良くなってくれるのではないかという期待をする。良くなるとしても、時間がかかる
まず、別れることが大切です。

19―デートDV加害者のチェックリスト⑪

- □ ① 自分の意見に従わないと怒ったりしますか
- □ ② 女性は男性の所有物だと思っていますか
- □ ③ 男性がいつも女性をコントロールしなければと思っていますか
- □ ④ 相手がしたことを、たたいて責めたことがありますか
- □ ⑤ 「俺にはお前しかいない」と優しく言ったり、「お前は馬鹿だと」ののしったりしますか
- □ ⑥ 相手が誰と話したり、どこへ行ったりするのか気になりますか
- □ ⑦ 腹を立てたときに、腹いせに相手の目の前で物を壊したりしますか

- □ ⑧ 相手が望んでもコンドームをつけずにセックスを強要しますか
- □ ⑨ 気に食わないことを相手がしたとき、暴力をふるいますか
- □ ⑩ 自分の問題や自分がイライラしているのは、相手のせいだと責めますか

20―日本社会における女性の展望

私は‘05〜’07年の２年間、東京地方裁判所の調停委員をしていましたが、「司法におけるジェンダー・バイアス」の問題は、法曹界で積極的な取り組みがなされた事実は、残念ながらありません。

男女共同参画会議（第27回）で福田総理は「2020年までに、指導的地位に女性が占める割合が、少なくとも30%程度になることを目指し、政策・方針決定過程への女性の参画の拡大に取り組みます。現在は、出産を機に約７割の女性が離職していますが、十分な育児休業を取り、その後の仕事を継続できるようにするなど、仕事を続けながら安心して子どもを産み育てることのできる環境を整備します」と述べていられます。期待したいものです。ところで、オバマもヒラリーもプロデューサーをつけて、スピーチ、政治家としてのセックスアピール、エチケットなどをチェック及びトレーニングしてもらって、大衆の面前でスピーチに臨みます。政治家のスピーチはただ情報を伝えるだけではなく、自分の熱意やアピールで民衆を鼓舞するものでなければ意味がありません。官僚が用意した原稿を棒読みするのではなく、何度か練習し自分のものとしてスピーチに臨んでほしいものです。練習もしないで人前でスピーチするのは、エチケット違反です。日本の政治家は

スピーチが兎に角下手すぎます。

21―セックスアピール度チェックリスト⑫

□	①	ドアを閉めるときには、後ろに人が入ってこないか確認する
□	②	道路や通路では、通る人の邪魔になるので友達とたむろしたりしない
□	③	体臭や口臭は、人に不快感を与えるのでデオドランドする
□	④	お年寄りや弱者に優しく思いやる
□	⑤	人に迷惑な騒音をたてないように周りに気配りする
□	⑥	困っている人がいたら、声をかける
□	⑦	ユーモアやウィットもありコミュニケーション能力が高い
□	⑧	いつも身の回りを清潔にしている
□	⑨	人によって態度を変えたりしない
□	⑩	人を傷つけるようなことは言わない

22―もっと素直に気持ちを表現できる会話力アップ

相手に自分の気持ちをわかってもらえるように言葉で表現することが大切です。

①と②の会話を比較してみてください。

① A「何で食事中に長電話なんかするの！」
B「だって大事な話だから」
A「あとにして、いい加減にしてよ！」

このメッセージではBは批判されたり、責められたりするように聞こえます。このままけんかになりそうです。Aが自分の気持ちを相手に伝えるように言い換えれば、

② A「食事中に長電話されるといやね。私の事どうでもいい様に感じるよ」

B「あっ、ごめんね。でも大事な話なの」

A「そうかもしれないけれど、折角のデート中だから、食べ終わってからかけ直すって言ってくれない？」

B「うん、わかった。」

この会話の後は、たのしいデートが続きそうですね。気持ちを素直に表現する会話力を身に付けて、自分の成長にプラスになるような恋愛を目指してほしいものです。

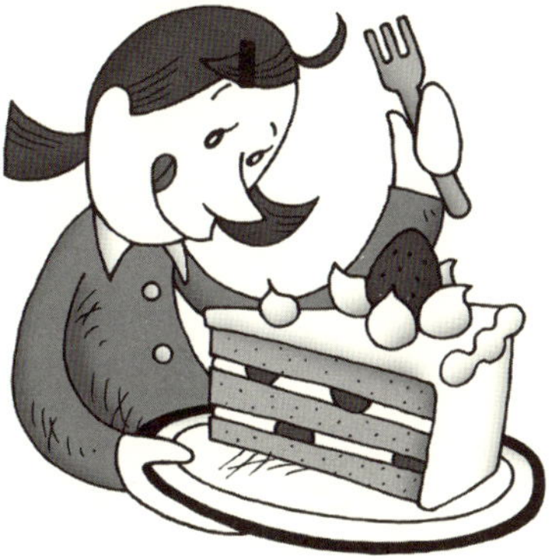

Chapter 5

摂食障害は、
(Eating Disorder ED)
ほおっておくと怖い病気です

1―モデルのようになりたい女の子

アメリカ精神医学会の「精神障害の診断と統計マニュアル」（Diagnostic and Statistical Manual of Mental Disorders DSM－Ⅳ）は世界の精神医学界で最も大きな影響力を持つ診断基準です。

摂食障害は拒食症（Anorexa Nervosa）と過食症（Bulimia Nervosa）とに分類されています。

家族療法の世界的権威アメリカの研究機関ＭＲＩとたびたび訪問したアッカーマン研究所は、共同で雑誌「Family Process」を発刊しています。

ＥＤを持つ女性には文化や民族にかかわりなく類似した体への不満があること、そして摂食障害は先進国の女の子の間で増えている病気だと発表しています。摂食障害の人の95％が精神的にも不安定な思春期・青年期の女の子です。

拒食症も過食症もどちらも、「やせたい」病気で、アメリカでは女子高校生の３％が過食症にかかっています。

思春期の女の子に蔓延するダイエットは、モデルや女優のようになりたいという願望から始まります。軽い気持ちでダイエットをし、気が付かない内に摂食障害になってしまっているのです。

正常に戻るのには、専門家の手助けが必要です。なかなか自分が摂食障害だということを認められず、治療が遅れて死に至る事もあるのです。

2―安易なダイエットは危険です

どうしてもダイエットをして、いいスタイルにしたいという願望を満たしたいのなら、まず専門家に相談して栄養面などをしっかりと管理して始めるべきです。

自分の体型に不満を持つのは10代の頃からですが、最近は10歳以下の発病もあり、どんどん低年齢化しています。
拒食症は結果が「やせる」という形で現れ、過食症は反動としての過食及びストレス解消のため「過食」という形で現れます。まともな食事をとらないことが習慣化し、ひどいストレス状況下できちんと食事をしようという気持ちはすっかりなくなっていきます。
脳がしっかりと発達し、正しく機能する為にも栄養価の高い食べ物が必要です。喜びや慰めや安心を感じるのは脳の役目なのですが、徐々に機能しなくなります。
ダイエットで規則的な食習慣を歪めてしまうことが、どれだけ心身にとって悪い状況を招くかを青少年に教えていくことが大切です。そして、栄養のバランスと愛情のこもった食事を家族皆で規則的に食べる食習慣が薄れていく日本では、今後益々増えてゆくものと予測されます。

3—過食症のケース(9)

リンダ（母親）は家庭でシンディ（16歳）が下剤を飲んでいるのを発見し、娘の友達の母親から本人が学校で吐いているところを見たという電話もあったので、心配してセラピーに連れてきました。
インフォームドコンセントで過食症の治療で約3ヶ月はかかる可能性があることを伝えました。
第１回目のセッションで、本人が学校のダンスパーティーでボーイフレンドのトム（16歳）に気に入られる為に、1ヶ月で7キロダイエットに成功したこと。朝食、昼食もとらず、放課後は2時間ジムで運動をし、ダイエットピルを飲みコーヒーを食事代わりにしていたことを話しました。目的だったダンスパーティーが終ったあとも、太らないようにダイエットしていました。ある日学校から帰宅したとき、空腹感からキッチンにあったポテトチップスを1袋食べた後、罪悪感からジムで食べたカロリーを落とそうと激しく運動した。翌日も帰宅後お菓子を食べ、今度は吐き出しましました。その内、体重が徐々に増えだしたので、下剤を使用しました。午前は小食で午後には無茶苦茶に食べ吐くというサイクルが継続し、トムとも別れ気分もすぐれず落ち込んできました。
2回目のセッションで、まず壊れてしまったボーイフレンドとの仲を修復する希望のあることを確かめ、次回にはトムが了解すれば一緒に来てもらうように指示しました。
3回目には母親とトムと3人が参加。トムには本人が過食症の病気であること、治療すれば回復し元のようになることを説明しました。トムは太っているとは全く思っていなかったこと。やせる前の外見と活発なシンディが好きだったことを話しました。本人はトムとのコミュニケーションが回復し、母親のサポートも得られたことで安心した様子でした。自宅で「アクション&フィーリング」の表を記載してくることを指示しました。
第4回目には、ホホに赤みが増し、元気そうな様子で3人で参加。気分も良く、リンダが栄養のバランスを考えて作ってくれた食事を規則的に取る努力をしていることを伝えました。

4 — 最も難しいのは、本人が摂食障害だと自覚すること

バッグに大きなチョコの袋が入っていたり、トイレから出てきたとき目に涙が浮かんで赤くなっていたり、耳下腺が腫れてえらが張った様な顔の形になり、顎下線はビー玉のように見えたりと、外見からも判断できます。
しかし、本人が認めようとしません。だから周囲も助けられないのです。むちゃ食いをして吐くという繰り返しから抜け出ることができずに、健康を害し命に関わることもあるのです。
過食症の友達や家族は、体重や食べ物の話題はさけて、食べ方を注意したり、批判しないようにしましょう。支えにはなれますが、

回復して正常にするのはトレーニングを受けた専門家の助けが必要です。
言葉は人を傷つけます。十分留意して声をかける必要があります。
「話したくなったらいつでも言ってね、私は、いつもあなたのそばにいるから」と伝えてあげてください。
「お母さん（お父さん）が怒っているのは、貴女のことを愛しているからよ。大切な娘だからね。体を自分で痛めつけて、大切にしていないのを見ると、悲しくて心臓がはりさけそうよ。貴女はもっと価値があるのよ。そのことを信じてほしい！　貴女を助けたい。いつでも相談してね」。
親に対する信頼は、すぐには得られません。しかし、語り続けることで徐々に心が開き、親子で会話ができるきっかけとなります。
いつも命令口調で指示していませんか？　子供から話しかけるきっかけを作ること。不安でいらいらし、友達や家族から離れて、自分を閉じ込めてしまっています。
「エミリーが過食症だったなんて、信じられない。だって、いつもとても幸せそうだった。本当の気持ちをぜんぜん話してくれなかったのね」。友達にも話せないのです。

5―ほうっておくとこんな怖い病気になってしまいます

拒食が体に及ぼす影響は単に外見だけの問題ではなく、月経が止まり、骨が弱くなり骨粗鬆症（骨がボロボロになる）になりやすく、脳が萎縮し、コレステロールが高まり、肝臓の機能が低下します。更に、白血球減少、血小板減少、結核、非定型抗酸菌症などの症状も見られます。
単にダイエットをして「やせている」という状態ではなく、生命に関わる怖い病気です。過食から起こる嘔吐で体はボロボロに壊れていき、胃液でエナメル質が溶けて、虫歯に成りやすく歯がボロボロになります。歯や歯肉の障害で若くして総入れ歯になる可能性もあります。嘔吐するときに排出されるナトリウム不足で、意識が薄れ、痙攣を起こし、カリウム不足で呼吸筋力低下、カルシウム不足で手足の硬直を引き起こします。
人間の体で、脳に「もう食べなくていいよ」という信号を送るのは、炭水化物や脂肪なので、ワカメやコンニャクやお菓子で胃をいくら膨らませても「もう食べなくていいよ」という信号がいつまでも脳に伝わらず、「もっと食べたい」という状態が続くことで過食という行動に走ってしまうのです。
自分で食べ方をコントロールできないので、むちゃ食いをして吐くというサイクルを断ち切る為にはプロの助けが必要になります。

6—過食症チェックリスト⑬

□	①	いつも食べ物のことばかり気になりますか
□	②	食べ始めると止められなくなりますか
□	③	やせていることが、自信につながると思いますか
□	④	体重と外見ばかりが気になりますか
□	⑤	気分が変わり易いですか
□	⑥	太るのが怖いので、吐いたり、下剤をつかったり、強度の運動をしたり、断食をしていますか
□	⑦	別にほしいものでもないのに万引きをしますか
□	⑧	お金使いが粗くなり、自分をコントロールすることができないですか
□	⑨	相手かまわず、衝動的にセックスがしたくなりますか
□	⑩	アルコールや薬を常飲していますか

7―発症時のストレス要因

家庭内葛藤が最も多く、次に勉学の過重、学校での人間関係がストレッサーとなっています。何でも親に決められていると、自分で自信をもって何も決められなくなります。

自尊感情を育てるキーポイントは自分で試行錯誤を繰り返し、失敗したり成功したりしながら、少しずつ自分のやり方を見つけていくしかありません。失敗したときでも、「大丈夫、失敗も含めてあなたという存在に価値があるのよ」とメッセージを送ってくれる人が近くにいると安心です。

小さい頃には、その役割は親にあります。アメリカと日本の女の子の摂食障害を比較すると、日本の場合は親への腹いせで過食をしたり、拒食になったりするケースも見られます。親への依存心と自立したいという欲求が心の中で戦っているようです。

アメリカの場合は、異性にもてたいとダイエットして摂食障害になる場合が多く見られます。

ともに、対人関係に問題をかかえていることが多く、症状と本人の健康状態を確認して、認知行動療法（Cognitive Behavioural Psychotherapy）や対人関係療法（Interpersonal Psychotherapy）で治療します。

認知行動療法は本人の「治ろう！」という強い意志が必要です。自尊感情が低い人は認知行動療法から脱落しやすいので、対人関係療法がお勧めです。

いずれにしろ、治る可能性があるので、早めに治療を受ける必要があります。

8―治療時に効果的なアロマセラピー

治療時にアロマエッセンシャルオイルを芳香し、セラピー効果をあげます。又、セラピストの調合したオイルを、自宅の部屋やお風呂や就寝時に芳香させると、症状の回復やメンタルの安定を保つのに効果があります。そして、適切なオイルを使用したアロマセラピーマッサージは心身をリラックスさせ、自分の体を慈しむ大切さを感じさせてくれる効果的なマッサージです。

拒食症に効果的なアロマエッセンシャルオイル

オレンジ（抽出部位　果皮）明るい気分、快活な気分にさせ、食欲増進効果があります。カモミールローマン（花）緊張性頭痛腹痛の緩和、不安感、恐怖心の緩和、月経周期を整えます。グレープフルーツ（果皮）血行促進、肥満やセルライト解消、摂食障害の心理的要因の除去効果があります。ゼラニウム（葉）ホルモン分泌調整作用、情緒不安定の癒し効果、むくみの改善効果があります。ベルガモット（果皮）心身疲労の食欲不振改善、不安うつ不眠の緩和作用があります。

過食症に効果的なアロマエッセンシャルオイル

パチュリ（葉）感情の鎮静作用、イライラから来る過食の抑制効果があります。ローズアブンソリュード（花）自信回復、情緒不安の改善効果があります。ローズオット（花）自信回復、情緒不安の改善、月経痛緩和効果があります。クラリーセイジ（花と葉）生理痛筋肉痛の緩和、ホルモンバランスの整え、明るい気分になります。サイプレス（葉と果実）ホルモンバランスや月経周期の整え、ヒステリー・怒りの鎮静化、赤ら顔を抑えるのに効果があります。

9 — 認知行動療法と対人関係療法について

過食症には、食行動をある程度コントロールしながら（行動療法）自分のものの見方の歪みを修正（認知療法）し、「ロールプレイ」と「症状と出来事の関連つけ」を利用する認知行動療法が効果的です。
しかし、過食嘔吐に生活を支配されている人に、食行動のコントロールを勧めるのは難しいのです。そんな場合には、食べ方はそのままでいいので、まず対人関係の悩みから聞いていきます。この場合には、対人関係療法を使います。対人関係療法は重要な他者（親や親戚、恋人など）との関係にフォーカスする治療法です。食行動や、やせたい気持ちは直接扱わずに、あくまでも対人関係の歪みを修正して、人間関係をスムーズにする方法を学んでもらうことがポイントです。再発の恐れをなくす為に、自尊感情を高め人間関係にも自信を持てるようにします。

10―兄弟関係と自尊感情

兄弟の比較をするのは子供に悪い影響を与えます。兄弟と比較されて低く評価されると、子供の自尊感情が育たずメンタルの面でも問題を持ちやすいので、平等に接するように育児に際して留意する必要があります。
日本人は対人関係の中での自己表現が苦手なので、気持ちを表現できるような訓練も大切です。
コミュニケーション能力の低さのために、さまざまな精神的トラブルに陥る可能性があるのです。
治療を受けると、単に過食が直るだけではなくて、生活全般によい影響を与え対人関係にも自信がつくというケースが多いのです。
病気の治療というより人生の治療で、それまでの人生のあり方の総決算として、人間関係療法は摂食障害になっている人には本質的な治療法です。

11―思春期と自尊感情

誰でも思春期は不安定と試行錯誤の連続です。
しかし、自尊感情が低いと大変深く傷ついたり、試行錯誤する勇気も持てなくなります。特に、「産まなければ良かった」などと母親から聞かされている子供は、自分の存在自体に自信が持てないのです。冗談で言われたとしても、ある子供達は本気にしてしまい「自分なんか生まれなければ良かった」と思ってしまいます。両親の仲が悪いのは、自分が生まれたからだと申し訳なく思ってしまいます。又、親からいつも命令されて育った人は、親がいないと何もできないと思い込み、親から独立して自分の価値観や対人関係を育てるチャンスを失っています。外見は大人になっていくのに、精神的には大人になれず摂食障害などの問題が起こってくるのです。
親離れする能力があるのに親離れしないでというメッセージを受け取り続けると、子供は親離れに罪悪感を抱き、自分なりの価値観や人間関係を築くことに後ろ向きになってしまいます。
「あなたはズーっとお母さんと一緒よ」などと言葉で親離れを阻害する母親もいれば、子供が何か自立に向けた行動をとると体調が悪くなる親もいます。親が子供の自立をネガティブにとらえると、子供の自尊感情は育ちません。

12 — 自己認識を変えるチェックリスト⑭

□	①	他人にどう思われるかを気にすることなんかない
□	②	人の褒め言葉は素直に受け入れ、「ありがとう」と言う
□	③	悩みは、人に正確に話す
□	④	体重を毎日計る必要なんかない
□	⑤	不安になってもいい、人間なんだから
□	⑥	人生を楽しむことはとてもいいこと
□	⑦	将来何になって、どんな人生を過ごせるのか情報がほしい
□	⑧	私には短所もあるけど、長所もある
□	⑨	心を開いて話すことができるようになりたい
□	⑩	たくさんの人と喜びを分かち合えるのが素敵な人生だと思う

13 — 対人関係療法 IPT（Interpersonal Psychotherapy ）では、症状と現在の対人関係問題との関連にフォーカスして治療します

クラーマン博士開発のＩＰＴは1992年からアメリカの精神医学会の治療ガイドラインで、国際標準の治療として認められました。最初、うつ病の治療方法として紹介されました。うつ病の直前に起こった対人関係の問題から発症する人が多いこと、うつ病を発症すると身近な対人関係に歪みが生じるという事実から、対人関係にフォーカスする療法が考え出されたのです。
遺伝、早期の人生経験、環境ストレス、性格などが複雑に組み合わさってはいますが、原因がどれほど複雑であろうと、病気が発

症するタイミングに注目するとほとんどが対人関係上の何らかのストレスに関わっているのです。
発症のきっかけは、誰も助けてくれない：誰にも相談できずに追い込まれるという対人関係上のストレスです。ストレスが強まれば症状も悪化します。同時に現在の病気が現在の対人関係に影響を及ぼし、悪循環で行き詰まった状況になっていると見られます。
性格を変えることが目的ではなく、性格を理解したうえで本人の対人関係のあり方を考えていこうとする療法です。精神療法では、一般に治療の焦点を絞り込めば絞り込むほど、治療は短期で終えることができます。
あれもこれもと扱っていると治療は長引き、脱落することもありえます。通常は12〜13回の面接で治療は終了します（過食症は3ヶ月くらい）。拒食症では症状の完治の後に、体重の増加をフォローするのにそれから数ヶ月かかります。

14―IPTの治療方法

コミュニケーションの方法を改善して、より快適な対人関係環境を作っていくことによってストレスを軽減し、自己評価を高めて摂食障害を治療するのが対人関係療法です。
現在の家族との関係が良好であれば、「デブ」と言われたことは、単なる「不運な出来事」として軽く流せたはずです。親しくもない人からの一言で病気になったという人の場合、重要な他者との関係が満たされていないケースが多いのです。
①自分のまわりの人たちと自分との関係をよく考えてみる
②自分のまわりの状況（特に対人関係）に変化を起こすよう試みる
③自分の気持ちをよく振り返り、言葉にして書いてみる

人との関係を具体的に記載する

親との会話	
親への気持ち	
友達との会話	
友達への気持	
自分の理想	

15―過去にさかのぼって「原因探し」「犯人探し」をしても意味がない

目の前で困っている患者をサポートすること、問題解決の手助けをするのです。

食べないこと、食事にこだわることを、本人の「わがまま」と感じてしまうかもしれませんが、決してそうではありません。

摂食障害のせいで、食べたくても怖くて食べられないのです。同様に、過食は本人の「意志が弱い」せいではありません。摂食障害のせいで、やめたくてもやめられないのです。ですから、「食べない」「食べ過ぎてしまう」ことで、性格や行動を責めても逆効果です。

「わかってもらえない」と本人を追い詰めるばかりです。一見わかりにくいようですが、この病気には明確な科学的メカニズムがあります。
原因探しよりは回復の為の工夫をすることが大切です。回復とは？
自分の人生について希望を取り戻すこと。生活を維持していく動機を見つけ出すこと。自分には周囲に貢献できる力をもっていると認識できること、人生や生活に意味を見出せることです。

2. 食べること以外に自分に何が出来るか発見しよう

かかえている問題は?	
どうなったらいいか目標は?	
実現するためのアイデアは?	
簡単に出来そうなのは何?	
やってみて、どうだった?	

16 ― 過食症の回復の基準⑮

- □ ① むちゃくいをして吐かなくなる
- □ ② 体重が普通に戻るか近くなる
- □ ③ 生理が順調になる
- □ ④ 家族との関係が良くなる
- □ ⑤ 友達とのよい関係が少しずつ作れる
- □ ⑥ 食べ物、体重、容姿と関係のない活動に興味を示すようになる
- □ ⑦ 自分がどうしていくかを選んで、実行していく決意ができる
- □ ⑧ 目標達成の具体的な計画作りができる
- □ ⑨ 健康な食べ物を正しい分量で食べようと努力する
- □ ⑩ 問題解決能力がアップする

Therapy like Prelude >>> Chapter 5

摂食障害は、ほおっておくと怖い病気です

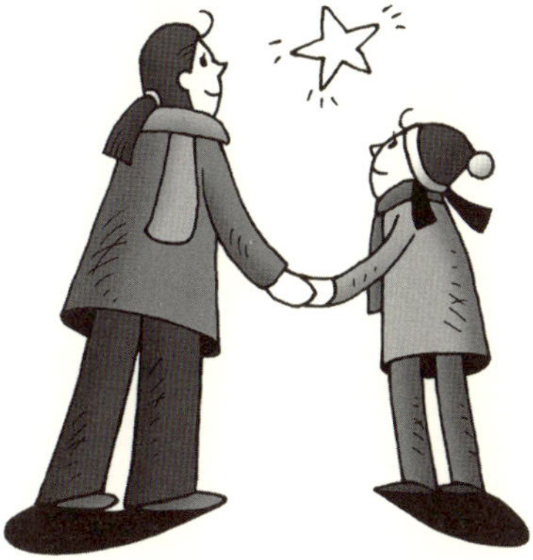

Chapter 6

簡単に自殺を選んでしまう若者達

～残された家族へのメンタルケアの大切さ

1―年間576名のティーンの自殺者数は無視できない!

平成18年（2006年）１年間の10代の自殺者数は576名（厚生労働省）にも及び、単純に平均すると毎月48名の若者が自殺しています。
アメリカではベビー・ブーム世代が成人した時期1955年～80年の間に、15歳から24歳の自殺率上昇は男性3倍、女性２倍以上となり、年間5000件で全自殺者の６分の１を占めています。
今、若者の自殺は世界的な社会問題となっているのです。自殺の原因は本人やその家族だけの問題ではなく社会全体に関わっている可能性が高く､適切なソーシャルサポートが求められています。
世界では、男性自殺率は12位、女性は5位（WHO世界保健機関）で、世界一の長寿国日本が、自殺率では悪い方から数えて世界10位前後に入るという現象からしても、自殺は日本社会の大きな問題です。又、自殺というと、男性の過労死などが注目されがちです。しかし、女性の自殺率が世界で５位であるという事実、又、自殺は若年死亡の大きな死因を占めるものであり社会経済的損失という事実にも注目すべきです。
若者が夢や目標を持てない社会・家族・学校のあり方の修正と、自殺に関する正確な情報と適切な対応策の提供が必要です。
たとえば、「もうやっていけない」とか、「もうどうでもいい」とか、或は「全ておしまいにする」のような言い方は、冗談のように聞こえますが、周りが本気で受け止めなくてはなりません。
とっさの判断で自殺はありえず、事前に本人から発信されるメッセージをしっかりと受け止められれば､予防出来る問題なのです。

2―自殺を促進してしまうものの見方や考え方の歪みを修正する

小中学生の保護者の同意を得られた有効回答数3331人のうち13%が抑うつ傾向、自殺願望は18.8%で、「生きていてもしかたがないと思う」という問いに、「いつもそうだ」が4.0%。「時々そうだ」が14.8%ありました（北海道大学調査結果）又、抑うつ傾向のある人の内、中学生の4.6%はうつ病の可能性が高いと判断されました。
欧米でうつ病の治療に利用する「認知行動療法」により、物の見方や、問題が起きたときの解決法などを教え、将来、うつ病にならない考え方や行動を身につけさせる「抑うつ予防」の授業を小学校に導入しています。
認知行動療法の詳細は、デビット・D・バーンズ著の和訳本『いやな気分よ、さようなら』をお勧めします。男女ともに学校に関わる問題が動機となっている自殺が最も多いのですが、その中身において違いが認められます。
男子では学業不振が女子の1.5倍に近く、入試関係の問題では女子の2.5倍にのぼります。これに対して女子では学友との不和が男子に比べて1.5倍以上、男女関係が男子の2倍近い結果となっています。
このように男子では入試を含めた学業の問題が圧倒的に重要な自殺原因となっているのに対し、女子では学業問題と並んでクラスメイト等との人間関係が主な自殺原因となっていることが特徴的です。

3 ― 小学校でうつ病対策に認知行動療法を導入

「すべては気持ちのもちようだから頑張りなさい」とひたすら勧めるだけの「プラス思考」とは異なります。
「認知行動療法」では、今まで繰り返してきた考え方や行動をどのように変えれば良いのか、その具体的なやり方を教えています。これは1970年代に精神科医のアーロン・T・ベックらが開発した心理療法の一つで、うつ病の治療に対し抗うつ薬と同等の効果も証明されています。

ストレス対処法を学校で教えてもらうなんてちょっとおせっかいのようですが、それだけ切羽詰った状態なのです。

「うつ」とは、ズバリ「落ちこんだ気持ち」のことです。もちろん、嫌なことや悲しいことがあったら誰でも落ちこみますが、ひどく落ちこんだ状態が2週間以上続いてしまうと病的な範囲とみなされ、「うつ病」あるいは「抑うつ状態」と診断されます。

自分の感情の流れを理解しうまくつき合えるように小さい頃から訓練しておくことは、ストレス時代のこれからを生き抜く為に必要なことなのかもしれません。

4—自殺研究において先行している海外の研究機関から情報を得ることが大切です

98年以降の急増に対応するため、内閣府自殺対策推進室では2008年2月に「自殺対策推進会議」の初会合を開き、「2016年までに自殺率を20%減少させる」「多重債務者に対するカウンセリング体制の充実、セーフティネット貸付の充実を図る」ことが盛り込まれた自殺総合対策大綱を推進させる方針を決めています。

その後、6月19日の会合まで、すでに4回実施されていますが、日本では、自殺の研究は多くの公衆衛生学者や精神科医が関心を示してはいるものの、これを専門として取り組む研究者の数は極めて少ないのが現状です。

2007年より厚生労働省により、数億円規模の予算を投入して自殺対策におけるEBPM（evidence based policy making、証拠に基づいた政策策定）の研究もされ始め、徐々に自殺の科学的考察にも目を向け始められてはいます。

1968年、アメリカ自殺学会（AAS）は個人の問題と思われてきた自殺を社会問題として世間に訴え、自殺者は周囲にいくつかのシグナルを送るものだとし、国家や社会がそのシグナルを無視してはならないと主張しました。

学術誌 Suicide and Life-Threatening Behavior、自殺遺族など身近な人の自殺を経験した人へのニューズレター Surviving Suicide、学会員に向けたニューズレター AAS Newslinkを発行しています。自殺の理解と予防を目的として掲げ、調査研究の他、自殺に関する公衆への啓発、専門家やボランティアのトレーニング、自殺に関する情報を蓄積しています。
国際自殺予防学会（IASP）やアメリカ家族療法学会（AAMFT）等、先行している海外の研究機関から多くの情報と知識を学んで導入していくのは、研究のスピードアップにも必要です。

5 — 自殺未遂ティーンへのファミリーセラピーの効果

自殺未遂を何度も繰り返すティーンに対しては、経験豊富なセラピストによる心理療法が効果的です。自殺をほのめかす若者は、自分への関心や愛情の確認や孤立した自分の状況をわかってもらい、サポートが欲しい場合が多いのです。
家庭で殆ど関心も愛情も払ってもらえなかった若者は、周囲の人々の関心を引くために病気や自殺企図を利用することを身につける場合があるのです。セラピストは、自殺の危険の高い人を救うのだという態度ではなく、彼らの悩んでいる状態、孤独である状態などに関心を持って心理療法を継続していくことが必要です。
自殺が起こると、目に見える対策を求めがちですが、結局はうつに対する対策を根気強く進めていくことが大切なのです。

自殺のケース(10)

ジェニー（15歳）は自殺未遂を3回繰り返し、困った両親に付き添われてセラピーに来ました。両親の本人への愛情は感じられなく、問題ばかり起こす娘の存在を疎んじているかのように感じました。

6回のセッションで心理療法（認知行動療法）は進展していましたが、「自殺する」と長期にわたって両親や以前のカウンセラーを脅かしていたように、私達にも試して来るだろうと予測しておりました。
7回目のセッションの予約日の3日前、本人から「ホテルで睡眠薬を飲んだ」と電話がありました。ホテル名を聞きだし、ホテルのマネージャーに連絡をして近くの病院へ連れて行くように依頼しました。病院へは胃洗浄を終えた後、状態を連絡してもらうように指示をして待ちました。
7回目のセッションで、本人は私達が助けに来なかったことを非難しました。両親も私達が無責任だとなじりました。しかし、この自殺未遂が本人の最後の自殺企図となり、それ以降セラピーの効果が上がり、両親の本人に対する愛情表現方法と家族間のコミュニケーションが促進され、不登校気味だった学校でも友達も出来るようになりました。
10回目のセッションには、母親と本人が参加し、両親の離婚と母親の再就職が報告されました。

6 — 子供の自殺兆候チェックリスト⑯

□	①	乱れた睡眠パターン、睡眠過剰又は不足
□	②	食欲不振 または、過食をし、まともな食生活が出来ない
□	③	きちっとした会話が出来ず、なげやりな言葉をはくようになる
□	④	軽い病気によくかかる
□	⑤	外見が急に変化し、自信なさそうな目つきや態度が顕著になる

□	⑥	家族、家系に自殺をした人やうつなどにかかった人がいる
□	⑦	死や自殺についての記述をする
□	⑧	学業成績の不振に悩んでいる
□	⑨	何事にも関心を持たず、テレビなども集中して見られない状態が続いている
□	⑩	友達とも遊べず、いつも孤立している

7—アメリカと日本の学生の自殺傾向

ハーバード大学、イェール大学、カリフォルニア大学のアメリカの大学生の自殺に関する調査では、学業のプレッシャーや欲求不満が若者の自殺の大きな要素であることがわかりました。

カリフォルニア大学、バークレー校で実施した調査・研究をまとめたリチャード・サイデンは学生の自殺に関して次のように記載しています。

「学生が良い成績を上げて、それを維持することへのプレッシャーが高まっていることが、学生の自殺の原因である」と結論し、このようなプレッシャーはこの年齢層の自殺率の増加につながると予測しました。

更に、日本の学生の自殺に関して、「日本では大学への入学に非常に強いプレッシャーがあり、大学入試に失敗した学生は自らの抱えた問題を解決するためにしばしば自殺を選ぶと」述べています。

少子化により、徐々にこのような問題は避けられる可能性もありますが、時の流れに身を任せているようでは根本的な解決にはならないのです。

8―日本全体の自殺者数と社会的損失

警察庁がまとめた統計によると、2007年の自殺者は３万3093人で、06年度に比べて938人（2.9%）増加しています。
ごく最近では、７月８日JR東海道新幹線米原駅で、男性がホームから降りて通過線路に侵入、新幹線にはねられ死亡しました。
8月8日早朝、JR山手線池袋駅(外回り)で、線路に立ち入った女性が始発電車に引かれて即死しました。
ＪＲ西日本管内での飛び込み自殺が平成19年度、前年度に比べて8件増え85件にのぼっています。
今年度もほぼ同じペースで推移しており、減少の兆しは見られません。
ＪＲ西によると、昨年度は85人の飛び込み自殺があり、全国では19年度、前年度比約３％増の約３万3000人が自殺しています。
1998年から自殺者数は、年間3万人前後（人口動態統計）を記録しつづけ、2001年の自殺率で見ると、男性では人口10万人に対して34.2人、女性では12.9人となり、増加傾向にあります。
アメリカでは1994年に自殺者３万人（自殺未遂は数十万人）となっていますが、人口比からすると日本の自殺率のほうが高いと言えます。鉄道自殺が他国と比べて多く、社会経済的損失を抑える対策及び残された家族や周りの人々へのメンタルケアが必要です。

9―鉄道自殺の社会的損失と家族の被害

多くの人々に損害を与えるのが、利用者に大きな影響を与える鉄道自殺です。鉄道への飛び込みは、全体の約３％ほどですが周囲への影響はとても大きいのです。
本年、７月８日には、JR東海道新幹線米原駅で、男性がホームから降りて通過線路に侵入、新幹線に飛び込み自殺。東京－新大阪間が２時間10分にわたってストップし、終日続いたダイヤの乱れ分もあわせると、約８万5000人が影響を受けました。
このような事故では、足止めを受ける利用者が第一の被害者なのは勿論ですが、鉄道会社も被害者です。費用面だけを具体的に考えてみただけでも、復旧のために臨時に動員した人員の人件費や車両の修理費、他社への振替輸送にかかった費用、乗客への運賃払い戻し等、数億円の損失を出しています。
踏切での事故の場合には、周辺10駅からの駅員動員と乗客１万人に影響があった場合を想定すると、１駅あたりの人件費を５万円として50万円、4000人が振替輸送を利用し、平均500円だとして200万円、更に、電車が脱線し、車両や線路が損傷したとして１億400万円と、鉄道会社は１億650万円の損害を受ける計算になります。
勿論、全額訴訟ではないにしても、残された家族は鉄道各社から損害賠償を請求され、法的手続きに至るケースもあるそうです。
鉄道自殺は社会への攻撃性が強く、巻き添えなどで他人に迷惑をかけることも気にしない人が多いのではと指摘されています。
各鉄道会社では自殺を踏みとどまらせる妙手はなく、事後の処理を速くして利用者への影響を最小限にするのが精一杯です。家族には、訴訟や賠償金支払いなど、心痛以外にも複数の迷惑をかけることになるのです。

10—あとに残された人達のメンタルケア

毎年、アメリカでは誰かを自殺で亡くした数百万人の人々へのサバイバーケアをしています。
金銭的なこと以外に、忘れてはならない重要な課題として、遺族や取り残された人のメンタルケア対策があります。
遺族や恋人・親友はもちろんのこと、患者やクライアントに自殺された医師や心理士、会社の上司なども含まれます。遺族や恋人、親友など、一人の自殺によって大きな影響を受ける身近な人が5人だと仮定しても、単純に計算して、年間で15万人、10年で約150万人が、身近な人の自殺を経験しているという計算になります。

なんと、10年間で日本の人口の100人に1人が身近な人の自殺を経験するということなのです。その頻度から言っても、社会的に無視し得ない問題なのにもかかわらず、日本のサバイバーケアは全くなされていないのが現状です。

遺族は誰かに相談したくても、「自殺」ということで気軽に人に話すことができず、一人で抱えたまま10年、20年と問題を解決できないままの状態にいることがあります。また、「サバイバー」自身の自殺リスクはそれ以外の人に比べて高いということも報告されており、サバイバーケアは自殺予防対策の一つでもあるのです。日本でも早期のサバイバーケアの実現が望まれます。

11―サバイバーケアを早期に開始するために

毎年3万人の自殺者を出す日本では、自殺という現象は身近な現象のはずです。しかし、自殺問題はこれまで遺族がこそこそと引越しをしなければならないほど社会的には隠蔽され、研究の分野においてさえもまとまった知見が蓄積されていません。

日本の社会が身近でありながらも目をそむけてきた自殺の問題への取り組みに、海外で蓄積された情報や知識の導入を行って研究と対策のスピードアップを実現してもらいたいものです。統計的にみても、自殺率の高い時期はある一定の期間ごとに繰り返されています。

1998年以来、年間3万人という自殺者数で自殺率の増加が落ち着いているとしても、次の増加を未然に防ぐ必要があります。家族の自殺で衝撃的な精神的ショックを受けた事で、長い間心の傷となります。これが精神に異常な状態を引き起こすとPTSDなどにかかる可能性もあるのです。トラウマへの対策方法やサバイバーのケアを含む自殺研究が大変重要な課題となっているのです。

12—サバイバーチェックリスト（AASなどから）⑰

□	①	自殺を防げなかったのは私のせいだ
□	②	自殺のサインがわからなかったのは、私が不注意だったからだ
□	③	私がしっかりとしていれば、自殺は防げた
□	④	私がいじめたから、自殺をしてしまったのだ
□	⑤	私のことを恨んでいると思う
□	⑥	苦痛から逃れる為に、私も死んでしまいたい
□	⑦	あの時、もっと優しくしてあげれば死なないですんだはずだ
□	⑧	自殺は私への嫌がらせだ
□	⑨	あの時、引き止めていれば今頃は元気で生きていた
□	⑩	死ぬまで憂鬱な気分で、楽しいことなんか決してない

13—国の取り組みと今後の展望

平成18年に自殺対策基本法が発足され、内閣府を中心に各関係省庁で様々な取り組みがなされています。自殺防止の調査研究、情報収集を始め下記の

①自殺の恐れがある人が受けやすい医療体制の整備

②自殺の危険性が高い人の早期発見と発生回避

③自殺未遂者と自殺（未遂を含む）者の親族に対するケア
④自殺防止に向けた活動をしている民間団体の支援
⑤内閣府への自殺総合対策会議の設置・運営
⑥自殺対策の大綱の作成・推進

を実施しています。特に、サバイバーのサポートとして、本年8月より自助グループの会合運営の進行役の研修も内閣府で実施されています（詳細は内閣府自殺対策推進室電話：03-5253-2111）。自殺本人も気の毒ですが、ご遺族の心の傷は計り知れないものがあります。自殺を未然に防ぎ、これ以上の被害者を出さないような対策が早急に求められています。

チェックリスト回答

Chapter 1

7— チェックリスト①

7 以上　子供にとって安心感が得られる関心度です。勉強やスポーツができる子供は、集中力があります。集中力は精神的に安定した家庭で培われます。

4 〜 6　特に親から期待もされていないと子供は感じています。子育ては人生の僅かな時期です。自分のやりたいことは我慢してでも、子供に関心を払ってあげましょう。

3 以下　関心度が低く、子供は寂しい思いをしています。コミュニティーや教師などが愛情を注いでいく必要があります。

12— チェックリスト②

5 以上　子供の引きこもりを長引かせる可能性が高くなります。子供も一人の人格ある人間として尊重し、子供の自立の手伝いをしていくという気構えが必要です。子供の時に、社会性を身につけておかなければ、大人になっても孤立して可哀相です。

4 以下　子供の可能性を信じて、決して諦めないことが大切です。真っ直ぐに育っていく途中で、ちょっと挫折してしまっている子供には、適切な専門家に相談して対応していくことが大切。

19— チェックリスト③

6 以上　早めに専門家への相談。相談することは恥ずかしいことではありません。早く相談しなかった為に、問題が大きくなることのほうが恥ずかしいことです。子供の状況をメモにして整理してから、専門家に提出することが、的確なアドバイスとスピーディーな対応を促進します。本人は怠けたり、故意にしているわけではないので、責めたりしないように注意してください。

5 以下　通常の生活に支障がないか、担任の先生などから子供の様子を聞いて学校とのコミュニケーションを良くしておくことが大事です。こんなことを言うと、あんな風に取られるのではとか、いろいろ心配していないで、具体的なことを整理してメモにしてから担任の先生に相談しましょう。

19 — チェックリスト④

6 以上　人間関係が上手くいかないで孤立しがちです。専門家の治療が必要な状態なのか、早めに相談することです。本人を責めて素人が直そうとしても無理です。精神科医などの専門家による治療を受けて直していくほか方法がないのです。

5 以下　家族間にトラブルはありませんか？　家族の問題が子供を精神的に不安にさせる場合があります。ゆっくりと子供と話をして、何か悩みがあるのかを聴ける関係作りの努力が大切です。

Chapter 2

15 — チェックリスト⑤

6 以上　不登校予備軍です。心の安定は、いい家族関係から作られます。早めに家族療法を受けることをお勧めします。

3～5　生活習慣の見直しが必要です。一からやり直すつもりで、学校生活に気持ちよく適応できるように家族のサポートが必要です。

2以下　担任の先生とのコミュニケーションはいつもいい状態に保てるよう努力が必要です。子供は学校、コミュニティー、家族が協力しあって育てるものです。

Chapter 3

2—チェックリスト⑥

7以上　いじめの可能性が大変高いので、担任の先生に連絡をとって話をする機会をつくって、早期対策。友達からの情報も大切なので、日頃どんな友達と仲良くしているのかも確認。情報収集が大切。子供を責めずに、温か見守ってあげること。

6以下　学校に溶け込めてない場合があります。どんなことに興味があるのか、子供の学校生活に関心をもって話をする機会を増やしてください。目標を持てずに、学校がつまらないと感じている場合があります。経験の浅い子供には、親の経験などを話して、人生の目標をもてるようにサポートしてください。

9—チェックリスト⑦

8以上　目標を達成しながら、家族、学校、コミュニティーの中で仲良く過ごせている状態。明るく思いやりのあるパーソナリティーの持ち主です。

4～7　もう少し積極的にコミュニケーションをとっていけるように努力することが大切。

3以下　消極的な状態。家族が積極的にコミュニティーに溶け込んで、隣近所と上手にお付き合いをしている姿を子供に見せましょう。親の姿を真似て成長していきます。

Chapter 4

5―チェックリスト⑧

3以上　デートＤＶの被害者の可能性が高でしょう。被害者だと気がついてないので、相手に好かれようと自分の感情を押し殺しています。ジェンダーバイアスなど、女の子は相談しても誤解されるのではないかと不安なのです。相談員の対応は十分気をつけて、本人が話しやすい態度で臨むことが大切です。

2以下　相手に嫌なことは嫌とはっきりと言えるように。それでも変わらないのなら、別れましょう。

6―チェックリスト⑨

3以上　デートＤＶの被害者になり易い。好かれることは大切ですが、自分の感情を押し殺してまでも好かれなくてもいいのです。もっと強くなることが大切。

2以下　デートＤＶで殺人にまで及んでいる場合があります。つきあいは慎重にすることで、自分を大切にしましょう。

14―チェックリスト⑩

8以上　協調性、自立心、健康と人生を切り開いていける強さがあります。

4～7　バランス感覚が大切です。

3以上　自分の気持ちを抑えてでも周りに合わせようとしてしまう弱さがあります。

20—チェックリスト⑪

8以上	暴力的で相手を思いやる気持ちがまるで育っていません。相手を尊重できるようにもっと自分を成長させましょう。
4〜7	自分に自信をもって、おおらかになれるように自分を磨くことが大切です。
3以下	相手にしがみつかなくても、お互いが成長できる距離をもって付き合えるように成長する必要があります。

22—チェックリスト⑫

8以上	他人をお思いやるパーソナリティーが人の気持ちを癒します。周りから好かれて楽しい人生が過ごせます。
3〜7	もっと人と関わるような積極性が必要です。

Chapter 5

6—チェックリスト⑬

7以上	過食症の可能性も考えられます。専門家に相談しましょう。
6以下	生活を振り返って食べ物以外の趣味や目標を作れるように、力を貸してあげましょう。

12—チェックリスト⑭

6以上	自尊感情もあり、自分の可能性を磨いて前向きに生きる努力が見られます。
5以下	人の評価を気にしすぎるところがあります。思春期の成長過程で、自己発見を楽しんでする余裕も必要。

16—チェックリスト⑮

6以上　自己中心的な生活から、他の人とのコミュニケーションを取れるようになり、徐々に社会で楽しめるようになってきています。

5以下　不安な状態。少しずつ、何かやり易いことから行動できるように手助けが必要です。

Chapter 6

6—チェックリスト⑯

6以上　専門家に本人も一緒に相談すること。本人から目を離さないことが大切です。

5以下　本人の生活などに関心を払って、コミュニケーションをとる努力を継続する。

12—チェックリスト⑰

6以上　自分を責めても、戻ってこないのです。本人の分まで生きれるように気持ちを切り替えましょう。カウンセリングなどを定期的に受けておくことも大切です。

5以下　同じ境遇の人たちと意見交換やお話をして、一人で悩まないことが大切です。

参考文献

(1) O'Conner, R.(1997). Undoing depression. Boston: Little, Brown & Co. (This is a frank discussion of depression and gives a down to earth view of what it feels like to feel like dying)

(2) Wrobleski, A.(1984). Suicide: Why? Minneapolis: Afterwoods. (This is and excellent book in question-and-answer format that is filled with useful information)

(3) Lester, D.(1989). Questions and answers about suicide. Philadelphia: The Charles Press.(This is another question-and-answer book that answers frequently asked questions about suicide)

(4) Burns, D.(1990). Feeling good handbook. New York: Plume Publishers.(This is a manual which gives step-by-step advice to people who are depressed so that they can understand themselves better)

(5) DAVID M. GARNERl AND PAUL E. GARFINKEL From the Clarke Institute of Psychiatry, Department of Psychiatry, University of Toronto, Canada, The Eating Attitudes Test: an index of the symptoms of anorexia nervosa Psychological Afedicine, 1979,9, 273-279

(6) Your Dieting Daughter: Is She Dying For Attention? By Carolyn Costin. Brunner/Mazel (1997). A great resource for parents to help them understand the psychological factors prompting a girl to diet, and to distinguish between diets and

eating disorders. It includes sound nutritional advice, distinctions between "fit or fanatic" exercise, and a discussion of family issues

(7) When Girls Feel Fat: Helping Girls Through Adolescence. By Sandra Friedman. Harper Collins Canada (1998). Beautifully explains how girls translate their feelings and disappointments into self-degradation and "the language of fat." A resource for parents, educators, and others guiding girls. Full of practical advice and theory

(8) Eating Disorders: A Reference Sourcebook. By Raymond Lemberg (Editor). Oryx Press (1999). Short articles by leading experts include discussions of symptoms and causes, physiological and medical issues, sociocultural contributions and risk factors, dieting and obesity, and treatment strategies. It includes a directory of treatment facilities and an extensive resource list, including books, videos, internet sites, and organizations.

(9) Father Hunger: Fathers, Daughters, and Food. By Margo Maine. Gurze Books (1991). The only book to explore how fathers contribute to their daughter's body image, weight preoccupation, self-esteem, and eating disorders. Includes practical solutions for fathers, mothers, and daughters on how to improve family relationships and reconnect

(10) Surviving an Eating Disorder: New Perspectives and Strategies for Family and Friends. By Michele Siegel, Judith Brisman, and Margot

Weinshel. HarperPerennial (1997). Practical help for families trying to understand and live with an eating disorder. Gives both a dynamic understanding of the family context and advice regarding day-to-day issues such as anger, denial, secrets, and meals.

(11) Feeling Good Handbook, by David D. Burns. NAL/Dutton (1990). This book includes techniques that enable readers to cope with a range of everyday problems such as depression. Presents ideas of cognitive therapy through exercises, self-tests, and forms

(12) Hand-Me-Down Blues: How to Stop Depression from Spreading in Families. By Michael Yapko. St.Martins (1999). Describes the role of the family system in developing depression for both biological and developmental reasons, and teaches specific strategies for helping families reduce and even prevent depression in their members.

(13) Breaking the Patterns of Depression. By Michael Yapko. Random House/Doubleday (1997). A comprehensive, "user-friendly" book that recommends an active, skill-building approach to self-help. Includes nearly 100 structured activities to engage the reader in learning the skills to overcome depression.

(14) Asian American Immigrant Families and Child Abuse: Cultural Considerations Authors: Susan Larsen, Ph.D., Mikyong Kim-Goh, Ph.D. and Tuyen D. Nguyen, Ph.D. 2008.

(15) Family therapy theory, practice and research. -- E. Mellen, c2000. (Studies in health and human services ; v. 36d . Clinical psychology in Ireland / edited by Alan Carr ; v. 4)

(16) CHILD BEHAVIOR CHECK LIST FRIENDS National Resource Center for Community-Based Child Abuse Prevention 2.

(17) CHILD BEHAVIOR CHECK LIST FRIENDS. National Resource Center for Community-Based Child Abuse Prevention 1 Author: Achenbach, T. A. Date: 1991, 2001.

(18) 講座 家族心理学　第6巻　家族心理学の理論と実際　岡堂哲雄 編

(19) 家族療法的カウンセリング　亀口憲治／著 、駿河台出版社 、2003年11月

(20) Behavioral and Emotional Characteristics of Abused Children : Child Behavior Checklist/4-18 (CBCL)

(21) Bonner, J. T. (1996). How somatic variation leads to differentiation: From cells to humans. Family systems, 3(2), 101-108.

(22) Bowen, M. (1985). Family therapy in clinical practice. NJ: Jason Aronson.

(23) Bowen. M. (1997). Subjectivity, homo sapiens and science. In R. R. Sagar (Ed.). Theory and practice: Feature articles from the family center report 1979-1996 (pp.15-21). Washington, DC: Georgetown Family Center.

(24) Cherman, P.W., Jarvis, J.U.M., & Alexander. R. D. (Eds.). (1991). The biology of the naked mole rat.

NJ: Princton University.
(25) Toman, W.(1993). Family constellation:It effects on personlaity and social behavior (4th wed.). NJ: Jason Aronson.
(26) Cognitive Therapy of Depression Aaron T. Beck, A. John Rush, Brian F. Shaw, Gary Emery 出版: Guilford Pr. 1987/02/04 .
(27) いやな気分よさようなら　デビッド・バーンズ著 野村総一郎訳　星和書店
1990年
(28) うつ病の認知療法　（認知療法シリーズ）アーロン・T.ベック, 神村 栄一　岩崎学術出版社 2007/07
(29) Conrey, D. L. （1991）. Out of the nightmare. New York: New Liberty Press. （This is the best single reference for the family and friends of suicidal people.）
(30) アンドレア・パロット　冨永星訳『デートレイプってなに?：･･･知りあいからの性的暴力』大月書店 2005
(31) 沼崎一郎『「ジェンダー論」の教え方ガイド：女子大生のための性教育とエンパワーメント』フェミックス、2006
(32) アニタ・ロバーツ 園田雅代監訳『自分を守る力を育てる：セーフティーンの暴力防止プログラム』金子書房 2006
(33) 岡野憲一郎『忘れる技術』創元社　2006
(34) 和田秀樹『円満の心理学』（株）ビジネス社　2000

教育相談センター資料

◎文部科学省24時間いじめ相談ダイヤル

全国統一「24時間いじめ相談窓口」

0570-0-78310（なやみ言おう）夜間休日を含む24時間体制
電話をかけた所在地の教育委員会の相談機関につながり、相談は、カウンセラーなどの相談員が受け、必要に応じ、より適切な相談機関が紹介されます。
http://www.mext.go.jp/b_menu/houdou/19/02/07020919.htm

◎教育委員会など

いじめ問題相談機関情報：各都道府県・市町村教育委員会などの相談窓口
http://www.nicer.go.jp/integration/user/map.php

◎法務局・地方法務局

子どもの人権110番
0120-007-110（全国共通）
http://www.moj.go.jp/JINKEN/jinken20.html

◎内閣府による身近な都道府県別相談窓口の紹介

http://www8.cao.go.jp/youth2/soudan/soudan_cmp/map.html

◎各都道府県警察本部の少年サポートセンターの相談窓口

http://www.npa.go.jp/higaisya/shien/torikumi/madoguchi.htm

◎各都道府県の教育委員会などが開設する相談窓口

東京都教育相談センター

〒113-0033 文京区本郷1-3-3 電話03-5800-8545（代）

電話：03-5800-8008　Mail相談あり

http://www.e-sodan.metro.tokyo.jp/

◎神奈川県立総合教育センター「総合教育相談」

〒252-0813 藤沢市亀井野2547-4

電話：0466-81-0185

E-mail：soudan@edu-ctr.pref.kanagawa.jp

http://www.edu-ctr.pref.kanagawa.jp/soudann/kyoiku.html

◎千葉県子どもと親のサポートセンター

〒263-0043 千葉市美浜区若葉2-13

電話：0120-415-446

http://www.pref.chiba.jp/kyouiku/index.html

◎埼玉県総合教育センター「よい子の電話教育相談」

〒336-8555 埼玉県さいたま市緑区三室1305-1

電話：0120-86-3192（子ども用）

E-mail：soudan@spec.ed.jp

http://www.center.spec.ed.jp/a/ac.html

◎群馬県総合教育センター

〒372-0031 伊勢崎市今泉町1-233-2

電話：0120-889756

E-mail：edu-help@center.gsn.ed.jp

http://www.center.gsn.ed.jp/ijimetaisaku/index.htm

◎栃木県いじめ相談さわやかテレホン

〒320-8501 栃木県宇都宮市塙田1-1-20

電話：028-665-9999　Mail相談あり

http://www.pref.tochigi.jp/advice/kyouiku/sonota/gd1605006.html

◎茨城県教育委員会「子どもホットライン」

〒310-8588 茨城県水戸市笠原町978番6

電話：029-221-8181

E-mail：kodomo@edu.pref.ibaraki.jp

http://www.edu.pref.ibaraki.jp/board/

◎北海道立教育研究所「教育相談」

〒069-0834 江別市文京台東町42番地

電話：こども専用電話相談フリーダイヤル

0120-さわやかに3882-56

E-mail：doken-sodan@hokkaido-c.ed.jp

http://www.doken.hokkaido-c.ed.jp/

◎青森県教育委員会「あたたかテレホン」

〒030-8540 青森県青森市新町二丁目3-1

電話：017-777-5222

http://www.pref.aomori.lg.jp/education/annai/koushi/index.html

◎岩手県教育委員会学校教育室「ふれあい電話」

〒020-8570 岩手県盛岡市内丸10番1号

電話：019-625-3715

http://www.pref.iwate.jp/list.rbz?nd=2750&of=1&ik=1&pnp=54&pnp=119&pnp=2750

◎宮城県教育研修センター「子どもの教育相談」

〒989-0845 仙台市青葉区荒巻字青葉393

電話：022-213-8341

http://www.edu-c.pref.miyagi.jp/counsel/

◎秋田県総合教育センター「すこやか電話相談」

〒010-0101 秋田県潟上市天王字追分西29-76

電話：すこやか電話相談 018-873-7206

（フリーダイヤル） 0120-37-7804

E-mail：soudan@akita-c.ed.jp

◎山形市総合学習センター教育相談室

〒990-0832 山形市城西町二丁目2の15

電話：023-645-6182

http://www.ymgt.ed.jp/soudan/soudan.htm

◎福島県青少年センター

〒960-8601 福島県福島市五老内町3番1号

電話：024-531-6332

http://www.city.fukushima.fukushima.jp/index.html

◎新潟県市教育相談センター「ぐみの木教室」

〒951-8550 新潟市中央区学校町通1番町602番地1

白山浦庁舎3号棟2階

電話：025-222-8600

http://www.city.niigata.jp/info/gakusi/index.htm

◎富山県教育委員会生涯学習・文化財室「子どもホットライン」

〒930-8501 富山市新総曲輪1番7号
電話：076-443-0001
E-mail：kodomohl@tam.ne.jp
http://www.pref.toyama.jp/cms_cat/105040/kj00002346.html

◎石川県教育センター教育相談

〒921-81 金沢市本多町3-1-10
電話：076-298-1699
http://www.ishikawac.ed.jp/kyouikusoudan/kyouikusoudan.html

◎福井県教育研究所「教育相談」

〒918-8045 福井県福井市福新町2505
電話：0776-36-4852
http://www.fukui-c.ed.jp/~fec/sodan/sodan.html

◎山梨県総合教育センター「教育相談部相談窓口」

電話： 055-263-3711<みないい子>
http://www.kai.ed.jp/center/kyousou/kyousou.htm

◎長野市教育相談センター

〒380-8512 長野市箱清水1丁目3番8号市役所城山分室2階
電話：0120-783-041
E-mail：soudan-center@es.nagano-ngn.ed.jp
http://www.city.nagano.nagano.jp/pcp_portal/PortalServlet?DISPLAY_ID=DIRECT&NEXT_DISPLAY_ID=U000004&CONTENTS_ID=1909

◎岐阜県青少年SOSセンター

岐阜市薮田南5-14-53 岐阜県県民ふれあい会館内

電話：0120-247-505

E-mail：sos505@fancy.ocn.ne.jp

http://www.pref.gifu.lg.jp/pref/s11123/soudan/sos.htm

◎静岡県総合教育センター

〒436-0294　静岡県掛川市富部456番地

電話：054-286-9196

http://www.shizuokac.ed.jp/center/support/consultation/soudan%20top.htm

◎愛知県総合教育センター「尾張教育事務所」

〒460-8501 名古屋市中区三の丸三丁目1番2号

電話：052-961-0900

http://www.pref.aichi.jp/kyoiku/soudan/soudan.html

◎大阪府教育センター「すこやか教育相談」

大阪市住吉区苅田4丁目13番23号 大阪府教育センター

電話：子どもからの相談電話 06-6607-7361

E-mail：子どもからの相談Eメール：

sukoyaka@edu.osaka-c.ed.jp

http://www.osaka-c.ed.jp/sukoyaka/

◎兵庫県立総合教育研究所「ひょうごっこ悩み相談センター」

〒673-1421 兵庫県加東市山国2006-107

加東郡社町山国2006-107

電話：0120-783-111

http://www.hyogo-c.ed.jp/%7Ekokoro/index2.html

◎京都府総合教育センター

〒612-0064 京都市伏見区桃山毛利長門西町
電話：075-612-3268 または 3301
E-mail：sukoyaka@kyoto-be.ne.jp
http://www1.kyoto-be.ne.jp/edcenter/gakko/zen_sodan.htm#sodan#sodan
携帯サイトhttp://www.kyoto-be.ne.jp/ed-center/m/mailsodan.htm

◎滋賀県総合教育センター　青少年・子ども電話総合相談室（こころんだいやる）

滋賀県庁　〒520-8577 大津市京町四丁目1番1号
電話：077-516-2233（子ども専用）077-524-2030/0570-078310（児童生徒専用）
http://www.pref.shiga.jp/info/kyouiku.html

◎奈良県教育相談部「あすなろダイヤル」

〒630-8501 奈良市登大路町30
電話：0744-34-5560（こころすっきり）
http://www.nara-c.ed.jp/soudan/

◎和歌山県教育センター「教育相談専用電話」

〒646-0011 和歌山県田辺市新庄町3353-9
電話：073-422-7000
http://www.wakayama-edc.big-u.jp/index6.html

◎三重県教育委員会事務局研修分野（総合教育センター）

〒514-0007 三重県津市大谷町12番地
電話：059-226-3729
http://www.mpec.tsu.mie.jp/

◎鳥取県教育センター

〒680-0941 鳥取市湖山町北5丁目201番地

0857-28-2321

http://sitem5.torikyo.ed.jp/torikyo/

◎島根県教育委員会「いじめ110番」

〒690-8501 島根県松江市殿町1番地

電話：0120-874371

◎岡山県青少年総合相談センター「ハートフルおかやま110」

〒700-0818 岡山市蕃山町1番20号岡山県開発公社ビル内

電話：086-221-7490

E-mail：sodan110@po1.oninet.ne.jp

http://www.pref.okayama.jp/seikatsu/soudan/kyouiku.htm

◎広島県立教育センター「心のふれあい相談室」

〒739-0144 広島県東広島市八本松南一丁目2-1

電話相談：082-428-7110

http://www.hiroshima-c.ed.jp/soudan/h19/kokoro.html

◎山口県総合教育支援センター「子どもふれあいテレホン」

〒753-8501 山口県山口市滝町1番1号

電話：083-987-1240

E-mail：soudan@center.ysn21.jp

http://www.pref.yamaguchi.lg.jp/cms/a50100/soudan/soudan.html

◎徳島県総合教育センター

電話：088-672-5200

E-mail：tokubetsushien@mt.tokushima-ec.ed.jp

http://www.tokushima-ec.ed.jp/consultation/index.html

◎香川県教育センター「教育相談」

来所相談：087-833-4235

Email相談：kesoudan@kagawa-edu.jp

http://www.kec.kagawa-edu.jp/view.rbz?nd=25&of=1&ik=1&pnp=16&pnp=25&cd=15

◎愛媛県総合教育センター

電話：089-963-3986

E-mail：younghl@quartz.ocn.ne.jp

http://www.esnet.ed.jp/center/

◎高知県教育センター心の教育センター 相談電話

高知市大原町132

電話：088-833-2922

E-mai;：kodomo24@kochinet.ed.jp

◎福岡県教育センター「教育相談」

〒811-2401 福岡県糟屋郡篠栗町高田268

教育相談専用電話：092-948-3000（FAXも同じ）

メールによるは1回の相談に対して回答は1回だけです。

http://www.educ.pref.fukuoka.jp/prodcut3_2.html

◎佐賀県教育センター

〒840-0214 佐賀県佐賀市大和町大字川上

0952-62-5211

http://www.saga-ed.jp/shidou/annai/index.htm

◎長崎県教育委員会

http://www.pref.nagasaki.jp/edu/edu_counseling.php

◎熊本県立教育センター

〒861-0543　熊本県山鹿市小原

電話：0968-44-6611　Fax：0968-44-6495

◎大分県教育センター

電話：097-569-0118（内線110-112）

E-mail：soudan@edu-c.pref.oita.jp

http://www.edu-c.pref.oita.jp/

◎宮崎県教育研修センター「ふれあい相談」

〒880-0835 宮崎県宮崎市阿波岐原町前浜4276-729

電話：0985-38-7654

http://mkkc.miyazaki-c.ed.jp/soudan/index.htm

◎鹿児島県総合教育センター「かごしま教育ホットライン24」

〒891-1393 鹿児島県鹿児島市宮之浦町862

電話：0120-783-574

http://www.edu.pref.kagoshima.jp/er/soudan/kyo-sodan.htm

◎沖縄県立総合教育センター「教育相談専用ダイヤル」

〒904-2174 沖縄県沖縄市字与儀587番地

電話：098-93-7537

http://www.edu-c.open.ed.jp/keiei/soudan/sindex.htm

Profile

中上晶子（なかがみあきこ）

1973年津田塾大学英文科卒業、サントリー株式会社人材開発部研修課社内教育に従事、都立高校にて英語教育に携わった後、1987年渡米。ヒューストン大学大学院（UH-CL）人間科学科家族療法修士取得（1990）。ヒューストンサミット通訳、米メンタルヘルス会社専属セラピストを経て、1993年東京原宿で会社起業（初代会長は一橋大学名誉教授故南博氏）東京大学講師、東京地方裁判所調停委員、宇宙航空研究開発機構参事を歴任。アメリカ家族療法学会会員。株式会社ハッピープリント代表取締役。主な著書として、アカデミーヒルズ選書『中上晶子の経営談話』PHP研究所2005年出版。Fobes日本版『日本の起業家50人』『日本の女性起業家50人』に選ばれ、経済同友会、東京商工会議所など経済界及び家族療法家として活動中。

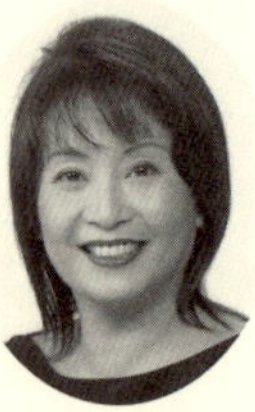

こころのプレリュード

家族療法チェックリスト・マニュアル

2008年11月30日　初版第1刷発行

著者　中上晶子

発行者　井田洋二

発行所　株式会社 駿河台出版社

〒101-0062 東京都千代田区神田駿河台3-7

電話 03-3291-1676（代表）　FAX 03-3291-1675

振替東京　00190-3-56669

http://www.e-surugadai.com

印刷所　三友印刷株式会社

万一落丁乱丁の場合はお取り替えいたします。

ISBN978-4-411-387-4 C0011 ¥1400E